药物临床试验操作实用手册

黄松梅　程国华　编

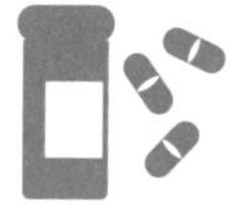

Practical Manual for Drug Clinical Trial Operations

化学工业出版社
·北京·

内容简介

本书旨在为药物临床试验从业人员提供实用指导，内容涵盖了临床试验研究中心筛选、立项、伦理流程、遗传办备案、研究中心启动、受试者筛选与入组、研究药物管理、生物样本管理、文档管理、受试者管理、数据管理、安全性事件管理、方案偏离管理、研究中心关闭、迎接上市核查等环节的实践经验。

本书的特色在于提供了丰富的临床试验实践经验和操作指南，涵盖了临床试验中可能遇到的各种挑战和多种解决方案。无论是新手，还是经验丰富的专业人士，都能从本书中获得实用的建议和可操作的策略，提高临床试验的整体运作水平。

图书在版编目（CIP）数据

药物临床试验操作实用手册 / 黄松梅，程国华编．北京 ：化学工业出版社，2024．11．-- ISBN 978-7-122-46446-0

Ⅰ．R969.4-62

中国国家版本馆CIP数据核字第2024P3N473号

责任编辑：杨燕玲

责任校对：王　静　　　　装帧设计：史利平

出版发行：化学工业出版社

（北京市东城区青年湖南街13号　邮政编码100011）

印　　装：河北鑫兆源印刷有限公司

710mm×1000mm　1/16　印张13　字数228千字

2024年11月北京第1版第1次印刷

购书咨询：010-64518888　　　　售后服务：010-64518899

网　　址：http://www.cip.com.cn

凡购买本书，如有缺损质量问题，本社销售中心负责调换。

定　　价：69.80元

作者简介

黄松梅，硕士研究生学历，具有超过13年临床试验行业经验，曾在知名CRO和SMO公司任职，任助理项目总监。现任广州领康医药科技有限公司副总经理。

在其职业生涯中，她曾担任临床研究协调员（CRC）、临床研究监查员（CRA）、人员经理及项目经理等多个关键角色，曾管理150多个临床试验项目，其中已有13个药物成功上市。

黄松梅在专业知识领域有着深厚的积累，涵盖了肿瘤与非肿瘤等疾病领域，尤其在项目管理方面更是取得了卓越的成就。她通过了项目管理专业人士资格认证（PMP），她对项目管理的要点和关键策略有着深刻的理解，能为项目的高效推进和实施提供精湛的技术支持。

作为一位积极的知识分享者，黄松梅在临床试验行业网站和公众号上发表了26篇文章，通过分享自身实战经验和见解，为行业同仁提供了宝贵的学习资源。临床试验行业知识的分享也获得了业界的广泛认可，曾在“中国CRC之家”第三次学术沙龙征文中获一等奖，并在“中国CRC之家”沙龙演讲比赛中荣获最佳演讲者，展现出卓越的沟通和表达能力。

程国华，博士生导师，主任药师，暨南大学药物临床试验管理研究中心主任，任国家食品药品监督管理局临床数据审核查验专家、广东省食品药品审评认证技术协会/临床试验评估专业委员会主任委员、广东省药学会药事管理委员会副主任委员等。

程国华长期从事临床试验管理、临床药学研究等工作，发表学术论文40余篇。任《中国临床药学杂志》《中药材》《中国药房》《中国现代应用药学》等杂志编委。参与编写《药物临床试验案例解析》《药物临床试验管理学》等专著5部。发明专利1项。荣获2021年中国产学研合作创新与促进奖二等奖、2020年中国产学研合作创新成果奖二等奖等多项奖项。

序一

和作者黄松梅相识应该是在2017年，我在负责一个线上直播平台的组织工作，她在一家国内知名的SMO里做项目管理工作。那时候，她已经在一些行业自媒体平台发表过一些关于CRC工作实务的文章，给我留下了比较深的印象，所以我邀请她来我负责的直播平台做一次关于CRC工作的直播。我当时对她的印象是：她有上进心，敢于尝试没有做过的事情，敢于挑战自己。

后来的发展印证了我对她的第一印象。她一边在工作上不断发展，逐渐走上了管理岗位；一边笔耕不辍，坚持写作。有坚持写作习惯的人，一定是喜欢学习的人。因为只有不断地输入，才能不断地输出。更难能可贵的是，工作之余，她还积极地深造学习。我也曾经非常乐意地为她的深造努力写过推荐信。

2022年，我开始自己做临床试验研究人员平台的时候，邀请她给我的公众号写文章。她很爽快地答应了。她的坚持性很好，一写就是一个系列，那些文章就是现在这本书的雏形。我和她说："你整理下争取出版吧。"她说"好的"。其实我当时也就是一个随意的建议，没想到她就付诸实施了，于是便有了这本书。

拿到书稿后，我认真地看了。相比于公众号上的专栏文章而言，本书从结构和内容上都做了很大的完善和提升。从结构来说，共十八章，覆盖了从临床试验研究中心筛选到迎接上市核查的临床试验操作环节全过程。每章的内容安排上，既有基本流程、相关法规，也有技术要点、常见问题、案例分析，都是作者多年的心血总结，对得起书名中的"实用"二字。

就本书的风格和特点而言，可以概括为四点。

1. 实用性

本书的内容都是作者的实战总结，特别是关于关键问题、操作要点、策略的总结。比如在"受试者管理"部分，把受试者类型精细化分类，按照主动/被动接受型、学历差异、经济情况差异、距离差异等不同分类进行分别讨论，没有相当长的实战经历和总结，是不可能做到的。另外，每一章都有精彩的实战案例以及解析，这是非常宝贵的学习资源。

2. 简洁性

本书的内容全部是针对实践工作环节的，没有多余的话，这是作者的语言风格。当然理论也有，都是对实践的背景和法规依据的必要说明。因此，本书作为临床试验实践工作的参考是合适的，不一定要照着做，但是一定有参考价值和启发性。

3. 普适性

本书不是专门针对某一个职业群体，比如CRC或者CRA而写的，而是总结了临床试验操作全生命周期各环节的实践要点，适用于涉及临床试验操作的各个职业。比如在“数据管理”部分，数据管理是需要各方参与的，本书就提到了各方的角色和职责。这对于操作各方了解彼此，并深入扮演好自己的角色很有意义。

4. 新颖性

本书来自实践，所以内容具有比较强的新颖性。比如在“特殊情况处理”部分，对临床试验中的医疗纠纷、死亡终点事件收集、突发公共卫生事件主题等的介绍，都是当前临床试验操作中各方关注的难点、痛点。

关于临床试验的书，教材也好，专著也好，目前市面上并不少。但是从一个CRA和CRC成长起来的临床试验管理者角度撰写的关于临床试验操作实践的书，在我的印象中，这是第一本。这也决定了本书一定是一本接地气的书，能指导工作的书，有生命力的书。同时，作者在深造过程中，积累起来的理论素养，也确保了本书的内容的理论高度和底层逻辑。所以，我愿意推荐本书给临床试验行业特别是从事操作环节的从业者参考，也乐见作者的一路成长以及为行业所作的贡献。

郑航

2024年6月

序二

传说，神农尝百草一日之间遇七十毒，神而化之，遂作文书上以疗民疾，而医道自此始矣。现在我们都知道，一个药物想上市，必须通过规范合理的方法证明其有效且安全，规范的新药临床试验是保证药物上市的前提与基础。

由于我国临床试验起步较晚，对试验全过程的规范认识还不够。回顾我国2015年的722药物临床试验数据自查，国家食品药品监督管理总局公布的1622个注册申请约有1193个注册申请主动撤回，如果包括核查不予批准的，则临床试验失败率高达85%以上。这些数据证实了一个现实问题——临床试验存在高风险，忽视临床试验规范管理已成为新药研发中的一个“毒瘤”，最终导致临床试验失败。对比国内外2020～2023年三年，特别是瑞德西韦新药的临床试验和上市，体现了国内临床试验规范性建设与创新发展的整体要求，与国外还存在较大差距。

本书及时对临床试验全过程的标准操作进行总结，向临床试验行业同仁展示包括研究中心筛选，立项、伦理审查和合同流程，遗传办申请备案，研究中心启动会，知情同意，受试者入组，药物和生物样本管理等全程质量控制通过规范操作，加强不良反应监测等措施减少和规避临床试验偏差，保证临床试验数据和结果的完整、准确、真实、可靠，并保护受试者的权益。为了适应新形势要求，本书还介绍了受试者管理、文档管理、数据管理、盲态保持和方案偏差管理等内容，为企业加强了临床试验过程的管理、全面提高临床试验的效率和质量提供了宝贵的经验。此外，本书还根据自身经验为从业人员重点介绍了研究中心关闭和上市前核查的组织方式和侧重点，为有志于探讨药物临床试验的同仁提供宝贵的经验和参考资料。

最后，我想对本书撰写和审核的工作表示感谢，目前国内这类书籍较少。一直以来，入行初学者极度迷茫，作者利用闲暇时间，汇总从业经验及外资药企操作和体系的底层逻辑，为从事临床试验的同行撰写本书，展示了我国临床试验全过程，按流程监控提高临床试验质量水平。本书的编写系统全面且内容丰富翔实，可操作性强，不仅对临床试验新手具有极大的指导意义，而且可以作为医院机构科普教育和实践工作的参考。我希望本书成功为同行提供帮助的同时，也能引起申办者、医院、CRO、SMO等对临床试验流程规范化的关注。

付四海

2024年6月

前言

本书旨在为药物临床试验从业人员提供一份临床试验实施过程的实用指导，针对研究中心的筛选、立项、伦理流程、遗传办备案、研究中心启动、受试者筛选入组、研究药物管理、生物样本管理、文档管理、受试者管理、数据管理、安全性事件管理、方案偏离管理、研究中心关闭、迎接上市核查等环节阐述临床试验的实践经验，以帮助您成功运行和管理临床试验。

药物临床试验是评估新药或治疗方法在人体内安全性和有效性的一种方法。

药物临床试验通常分为四个阶段。

第一阶段：药物的安全性试验　在这一阶段，药物会在小型人群中进行初步试验，以确定药物的安全性、耐受性和剂量范围。Ⅰ期临床试验为小规模的试验，受试者例数一般为20 ~ 80例。

第二阶段：药物的疗效试验　在本阶段，药物会在更大的患者人群中进行试验，以评估药物的疗效、安全性和最佳剂量。这个阶段的试验通常在特定疾病的患者中进行，以评估药物对疾病的治疗效果。Ⅱ期临床试验也被称为治疗作用探索阶段、寻找最佳剂量阶段，Ⅱ期临床试验受试者例数为100 ~ 300例。

第三阶段：药物的确认试验　药物会在更多的患者中进行试验，以确认药物的疗效和安全性。Ⅲ期临床试验也被称为治疗作用确证阶段和上市前研究，Ⅲ期临床试验的受试者例数为300 ~ 3000例。这个阶段的试验通常是多中心、随机和双盲的，以消除主观偏见。如果药物通过了第三阶段试验，就可以向国家药品监督管理局提交申请，以获得药品上市许可。

第四阶段：上市后研究　上市后研究目的是改进对药物在普通人群、特殊人群和/或环境中的获益/风险关系的认识，发现少见不良反应，并为完善给药方案提供临床依据。Ⅳ期临床试验为上市后研究，不要求设对照组，但也不排除根据需要对某些适应证或某些研究对象进行小样本随机对照研究。

药物临床试验的流程通常包括但不限于以下步骤。

（1）开题　在开题阶段，确定研究的目的和方向，并进行初步论证和研究规划。

（2）方案设计　确定研究的具体方案，包括研究目标、人群、样本量、治疗方法、观察时间、操作流程等。制定详细的研究方案，确保研究设计合理和可行。

（3）试验药物准备　准备研究所需的试验药物，包括购买原料、生产、储存、配制、包装等。确保试验药物符合质量标准，并按照规定进行保管和使用。

（4）CDE备案与登记　根据国家相关要求，将临床试验方案提交给国家药品监督管理局药品审评中心（CDE）备案与登记。

（5）研究合作方筛选　选择合适的合作方，包括CRO、SMO、EDC、中心实验室、中心影像、冷链运输等第三方供应商，筛选研究中心。与合作方进行谈判和协商，确保有足够的资源和专业知识支持临床试验的实施。

（6）机构立项　将研究方案和申办者资质等资料提交给确定合作的研究中心，申请机构立项审批。

（7）伦理审查　将临床试验完整的材料提交给独立伦理委员会进行科学性审查和批准。伦理委员会对研究方案、知情同意书、受试者权益保护、风险评估等进行审查，确保研究符合伦理和法规要求。

（8）合同签署　与合作方签署合同，明确各方的权益和责任。合同内容应包括研究目的、经费使用、数据处理和共享、知识产权、责任等方面。

（9）研究中心启动　在启动会前开始进行相应的准备工作，包括研究团队人员培训、研究场所准备、物资到位、开启动会等。

（10）招募受试者　根据方案设计和纳入标准，招募合格的受试者。进行受试者的知情同意、筛选和入组，确保入组的受试者符合研究方案的要求。

（11）生物样本的检测（如适用）　如果需要采集和检测中心实验室生物样本，按照相应的流程和标准进行操作，确保生物样本的采集、处理、储存和运输等符合要求。

（12）数据收集和分析　根据研究设计和方案收集原始数据，并进行统计分析。保障数据的准确性和可靠性，对疗效结果进行科学分析和评估。

（13）研究中心关闭　当临床试验达到终点或终止时，及时关闭研究中心，清理相关物资、仪器设备和文件归档，确保研究过程的规范和可追溯性。

（14）结果报告和发表　将研究结果写成报告并发布，报告应包括研究目的、方法、结果、讨论和结论等内容。根据研究结果，可以选择在学术期刊上发表文章，与学术界分享研究成果。

临床试验是新药研发的关键阶段，而研究中心的运作和质量直接关系到临床试验的顺利进行程度。我们深知在临床试验开展过程中，研究团队面临着复杂多样的挑战。因此，本书将为您提供一系列有关临床试验运行的实用指南，包括以下关键内容：

① 通过研究中心的可行性调研和筛选研究中心注意事项，助力选择到优质研究中心，对后续入组和质量提升有帮助。

② 通过机构立项、伦理审查和合同谈判等详细流程，助力理顺启动前流程，快速达到启动条件。

③ 通过遗传办申请备案流程和注意事项，助力快速通过遗传办备案。

④ 通过研究中心启动会的详细准备工作，助力启动会顺利的召开。

⑤ 通过知情同意模块说明知情同意过程要点，列举弱势群体知情同意注意事项，助力受试者知情同意能顺利进行。

⑥ 通过受试者的招募方法和受试者筛选的流程，助力初步筛选合格的受试者。

⑦ 通过受试者入组的困难点，提供促进受试者入组的策略，加快受试者入组。

⑧ 通过研究药物管理过程和研究药物在生产、运输、储存、使用过程中，可能存在的风险及应对措施，帮助管理好研究药物，保障分发给受试者的都是合格的药物。

⑨ 通过中心实验室生物样本管理过程容易出现的错误及预防措施，做好样本的采集、处理、储存和运输工作，提高中心实验室生物样本的活性和样本的合格性。

⑩ 通过高效管理临床试验产生的文档，做到临床试验过程文档版本可控，原始资料可溯源，受试者文件资料完整，研究者文件夹资料完整，助力顺利通过各项检查和核查。

⑪ 通过分类管理受试者，提高受试者依从性，助力收集更多有效数据。

⑫ 通过对安全性事件上报流程、容易出错环节的梳理，提高SAE和SURSAR的管理能力，避免漏报晚报严重不良事件。

⑬ 通过数据管理计划、数据清理计划、数据清理过程和数据审阅注意事项分析，助力数据清理和数据锁库及时完成。

⑭ 通过阐明非盲团队工作职责、非盲常见问题解答、非盲和盲态的团队合作，减少破盲风险出现。

⑮ 通过方案偏离管理，阐述出现方案违背的情况、上报流程和预防措施，减少方案违背的发生。

⑯ 通过特殊情况处理，提供医疗纠纷紧急情况解决措施，死亡证明性文件的收集方法，在突发公共卫生事件的受试者访视的成功案例，助力特殊事件的解决。

⑰ 通过研究中心关闭，梳理关闭中心的要点和流程，助力顺利关闭研究中心。

⑱ 通过对迎接上市核查的前期准备工作、现场核查应对和现场核查经验分享，助力顺利通过药监部门的核查，为研究药物成功上市做铺垫。

当您身处药物临床试验行业，不论是新手，还是经验丰富的专业人士，本书都将为您提供实用的建议和可操作的策略。

希望本书能够成为您在临床试验工作中的得力助手，为您的工作提供有力的支持。感谢您选择本书，希望您能够在阅读中获得丰富的临床试验实践经验。

通过学习本书，您将能够更好地应对临床试验中的各种挑战，提高临床试验的整体运作水平。期望在本书的指导下，您在临床试验项目上能够取得更加优秀的成绩。

作者

2024年6月

缩略语对照表

缩写	英文全称	中文全称
AE	adverse event	不良事件
ADA	anti-drug antibody	抗药抗体
CDE	Center for Drug Evaluation	国家药品监督管理局药品审评中心
CRA	clinical research associate	临床研究监查员
CRC	clinical research coordinator	临床研究协调员
CRF	case report form	病例报告表
CRO	contract research organization	合同研究组织
CSR	clinical study report	临床研究报告
DM	data management	临床数据管理员
EC	ethics committee	伦理委员会
EDC	electronic data capture	电子数据采集系统
FDA	Food and Drug Administration	美国食品药物管理局
GCP	Good Clinical Practice	药物临床试验质量管理规范
GMP	Good Manufacturing Practice	药品生产质量管理规范
HIS	hospital information system	医院管理信息系统
IXRS(IVRS/IWRS)	interactive voice response system	交互式语音应答系统
	interactive web response system	交互式网络应答系统
MM	medical manager	医学经理
NMPA	National Medical Products Administration	国家药品监督管理局
ODAC	Oncologic Drugs Advisory Committee	肿瘤药物咨询委员会
OS	overall survival	总生存期
PD	protocol deviation	方案偏离
	progressive disease	疾病进展
PFS	progression-free survival	无进展生存期
PI	principal investigator	主要研究者
PK	pharmacokinetic	药代动力学
PM	project manager	项目经理
PV	pharmacovigilance	药物警戒
SAE	serious adverse event	严重不良事件
SDV	source data verification	原始数据核查
SMO	site management organization	现场管理组织
SOP	standard operating procedure	标准操作规程
SSU	study start up	临床试验初期到中心启动的流程
SUSAR	suspected unexpected serious adverse reaction	可疑且非预期严重不良反应

目录

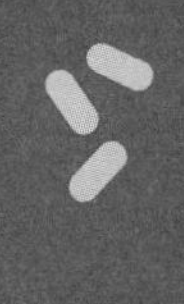

第一章

研究中心筛选

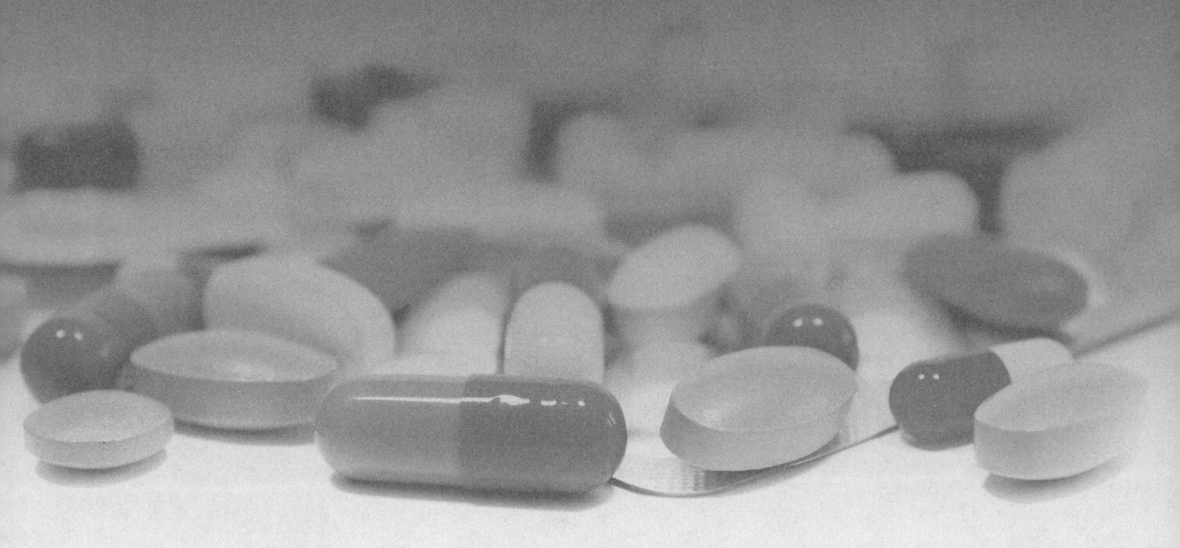

在临床试验的早期阶段，寻找并筛选出理想的研究中心，邀请经验丰富的研究者参与其中，是至关重要的一步。选择有足够经验的研究团队来执行临床试验的实施环节，可保障临床试验的顺利进行进而取得成功。

在筛选研究中心的过程中，如何快速并准确地挑选出符合项目要求的研究中心是临床试验从业人员最为关注的问题。这个阶段需要进行大量的研究中心调研和分析，以确保选择到合适的研究中心。

为了提高研究中心筛选的效率和精准度，寻找合适的可行性调研合作伙伴来协助是一个非常有效的策略。通过与专业的团队合作，可以更全面地了解研究中心的实际情况，为研究中心的选择决策提供准确的数据支持。

在筛选研究中心时，除了考虑其硬件设施、研究经验、科室资质等显性因素，还需要关注其文化氛围、团队协作能力等隐性因素。这些因素对于临床试验的顺利进行和质量都有重要影响。因此，在筛选研究中心时，需要综合考虑各种因素，确保选择的研究中心能够为临床试验的成功提供有力支持。

第一节・实现高效研究中心可行性调研的建议

本节将探讨如何高效地进行研究中心可行性调研，以帮助项目管理者更好地规划和执行研究中心的筛选工作。

一、迅速

快速确定调研中心名单，并立即组建可行性调研团队。确保人员当天就位，为研究中心的可行性调研争取时间并做好充分准备。

二、准确

精准定位选择同类项目已开展的中心，优先选择对主要研究者和研究中心办事流程熟悉的人来开展可行性调研工作，以确保调研的有效进行。

三、细致

为调研人员提供全面的培训，包括该临床试验的基础信息、方案、研究者手册等。充分准备调研材料及流程剖析，并提前预测可能遇到的问题，为调研人员提供思路指导。

四、精准

精心挑选执行力强的支持协作团队，精确分解可行性调研的任务和要求，确保每个环节都严谨且高效地落实。

五、助力

实时跟进各研究中心的调研进度，及时为调研人员提供问题解决方案建议。在必要时，请求申办者医学的帮助和支持，为调研工作提供援助方案。

通过以上关键步骤和建议，希望能帮助读者实现高效的研究中心调研，为研究中心的选定加快速度。

第二节・研究中心可行性调研的准备工作

在进行研究中心的可行性调研之前，需要进行一些准备工作，以确保调研的有效性和全面性。

一、设计研究中心可行性调研问卷

为了确保调研的准确性和有效性，需要设计一份详细的研究中心可行性调研问卷。问卷至少应包括与调研目的、研究问题、研究中心要求等相关的问题，以确保对研究中心的全面了解。

二、设计调研相关的保密协议

由于研究中心可能涉及敏感信息，因此需要设计保密协议。该协议应明确双方的权利和义务，并确保研究中心的保密信息得到充分保护。

三、准备研究中心筛选访视通知函

在开始调研之前，需要向研究中心发出访视通知函，以告知调研的目的、时间、地点等相关信息。通知函应使用正式、礼貌的语言，以保持良好的沟通。

四、准备方案摘要

为了使研究中心更好地了解本次调研的目的，需要准备一份方案摘要。方案摘要应简洁明了地描述研究的目的、终点指标、入组标准、排除标准等关键信息。

五、准备可行性调研常见问题

为了调研的顺利进行，需要提前预测并准备常见问题的回答思路。这些问题可能涉及研究的目的、终点指标、研究设计、治疗方案、研究的目标人群、入组资格标准、研究周期等。

六、组建可行性调研团队

为了高效地进行调研工作，需要组建一个专业的项目组团队。团队成员应具备丰富的临床研究经验和良好沟通技能，以确认调研的质量和效率。

七、培训可行性调研人员

为了确保调研的准确性和专业性，需要对协助调研人员进行全面的培训。培训内容包括调研流程、问卷填写要求、信息保密措施等，以确保他们能够准确理解问卷并能完成调研任务。

通过以上准备工作，可以保障研究中心的可行性调研能够全面有效地进行，并为后续的调研工作开展，做好充分的准备。

第三节 · 实施研究中心可行性调研

掌握研究中心可行性调研实施的方法和思路，为顺利开展调研工作做足准备。

一、分发可行性调研资料

将相关的可行性调研资料分发给负责调研的团队，使团队成员了解调研的目的、内容和其他相关要求。

二、指导团队可行性调研思路

为负责调研的人员提供详细的培训和指导，确保他们能够全面、准确地理解研究中心的可行性调研思路和要求。

三、进行研究中心可行性调研

与主要研究者或指定人员密切沟通，进行研究中心的调研。这包括了解中心的研究经验、入组潜力、科室专业能力等方面的情况。

四、参观科室及了解设施设备

实地参观研究中心的科室，了解其设施设备和诊疗能力，确保研究方案所涉及的相关软件、硬件设备设施要求得到满足。

五、解答可行性调研疑问

在调研过程中，随时解答研究中心提出的疑问，确保双方对调研内容和目的有清晰的理解。同时，根据需要，为研究中心提供必要的指导和建议。

通过专业学习并现场进行研究中心调研，体现专业性，能赢得研究者团队的好感，能有条不紊地对想要了解的信息与研究者团队进行咨询和讨论，对研究中心的信息获取更有帮助，为选择到好的研究中心做好铺垫。

第四节 · 完成可行性调研

收集完调研问卷后，需要对调研信息进行仔细分析和完成报告。这一过程包括问卷分析和结果解读、写调研报告，以便揭示出调研的结果。通过分析，可以准确地评估研究中心是否值得选择并将调研的结果通知给研究中心。

一、主要研究者或指定人员完成调研问卷

由主要研究者或指定的人员负责完成调研问卷填写，确保问卷的准确性和完整性。

二、撰写研究中心可行性调研报告

根据调研结果，撰写详尽的研究中心可行性调研分析报告。报告应包括研究中心的基本情况、设施设备、研究经验、入组潜力、科室专业能力、伦理审查、合同流程等方面的信息。

三、审核研究中心可行性调研报告

项目经理对撰写完成的调研报告进行审核，提高报告的准确性和完整性。

四、签署研究中心可行性调研问卷

由主要研究者或指定的人签署调研问卷，确认调研的真实性和有效性。

五、快递完成签署的调研问卷及保密协议

将完成签署的调研问卷及保密协议通过快递方式发送给申办者，使研究中心的调研结果及时传达。如申办者使用CTMS系统等则可以通过系统录入和上传附件，传达调研结果。

六、通知研究中心筛选结果

在完成调研后，及时通知研究中心本次调研的结果，以便研究中心了解其在本次研究中心筛选中的表现和可能存在的问题。

通过仔细的问卷分析和结果解读，为研究中心的选择提供了坚实的基础。通过调研报告的审核，确保了信息的准确性和完整性。将调研结果通知给研究

中心，让他们了解自身在调研中的表现和潜在问题，为未来的合作打下了良好的基础。

第五节・可行性调研问卷设置的关键内容

可行性调研问卷，设计得越完整，问题描述得越明确，对研究中心的信息获取，对目标病源的数据获取，就越精准。

一、机构部分的关键内容

① 获取机构的联系方式，以便进行进一步的沟通和联系。

② 评估机构的资质，确认其具有承接相关项目的资质和合法性。

③ 了解机构的背景和经验，包括是否具备相应的医疗技术、设备和经验。

④ 了解机构是否有承接意向，以及其对项目的重视程度和积极性。

⑤ 了解机构对同类竞争项目承接的数量要求，评估其在市场上的竞争地位。

⑥ 了解立项流程，包括立项申请、立项材料递交、审批，以便加快立项速度。

⑦ 掌握药物接收和储存的流程，确保研究药物的管理的质量。

⑧ 了解机构是否愿意接受监查、稽查和核查等监管措施，以及其对此类监管措施的配合程度。

⑨ 评估HIS系统查询管理和病历要求，确认能够顺利地进行数据采集。

⑩ 确定研究者文件夹和受试者文件夹的存放地点与管理方式，以便保障项目资料的完整性和安全性。

⑪ 了解机构的质控要求和质量管理体系，以确认项目执行过程中的机构质量控制。

⑫ 熟悉关闭中心流程，包括关闭研究中心的程序和要求，以确认结题时的规范。

二、伦理部分的关键内容

① 获取伦理委员会的联系方式，以便进行进一步的沟通和联系。

② 了解伦理委员会的接待时间，以便在需要时进行咨询和交流。

③ 了解伦理委员会召开审查会议的时间及频率，以便了解其对项目的伦理审查的安排。

④ 清楚伦理委员会提交的材料及时限要求，以便准备相应的材料并在规定时间内完成提交。

⑤ 了解伦理委员会审查、快速审查、备案、加急收费等情况，以便根据项目需求选择合适的审查方式并提前做好费用预算。

⑥ 了解伦理委员会审批的形式，包括会议审查和快速审查等，以便根据项目实际情况选择合适的审批形式。

⑦ 了解定期跟踪审查的频率，以便及时跟进项目的进展情况并确保项目的伦理性和科学性。

⑧ 了解SAE/SUSAR报告的时限，以便及时报告相关的安全数据和信息。

⑨ 了解方案违背报告的频率，以便及时发现和处理方案偏离或违背情况。

⑩ 了解是否可以在未有组长单位批件下进行伦理审查会议，以便灵活调整进度计划。

⑪ 了解是否可以前置伦理，以便在特定情况下及时获取伦理审查意见。

三、合同部分的关键内容

① 了解研究中心是否有固定的合同模板，是否愿意接受申办者的合同模板。

② 掌握合同的审核和签署流程，以确定合同内容的合法性及了解合同流转的关键流程。

③ 了解研究者的费用要求，以确定项目的成本效益。

④ 了解各项检查费用，以进行预算计划制定。

⑤ 了解机构管理费用的比例，以确定管理费用的合理性。

⑥ 掌握CRC管理费用的比例，以便在项目执行过程中合理分配费用。

⑦ 确定受试者补贴的支付方式和频率，以便在项目执行过程中合理安排补贴的发放。

⑧ 熟悉免费检测的流程和要求，以便提前申请免费检查单和保障受试者的权益。

⑨ 了解发票的种类、税点、开票时限等财务相关事项，以便规范财务管理和合规要求。

⑩ 熟悉对CRC协议的审核和签署流程，以便在启动会前能完成CRC协议签署，避免耽误启动进度。

四、设备设施的关键内容

① 确认科室是否有HIS查询的电脑、是否有网络等设备设施，以确保数据采集和处理的效率和准确性。

② 确认临床试验相关文件（包括原始资料、研究者文件夹等）和试验相关物品得到合适保存，以确保项目资料的完整性和安全性。

③ 核实试验药物储存条件是否符合规范要求，以确保药物的质量和安全性。

④ 确认生物样本储存条件是否符合规范要求，以确保样本的质量和稳定性。

⑤ 检查离心机、冰箱、输液泵等仪器设备是否符合方案要求，并确认其是否有合格证书或校准证书，以确保设备性能的稳定和可靠性。

⑥ 核实方案中的特定检测是否能够进行，确认其是否具有对应的资质证书和正常值范围，以确保检测结果的准确性和可靠性。

⑦ 对于肿瘤项目，需要特殊了解刻盘流程和肿瘤评估费用结算等事项，以确保肿瘤疗效及时进行评估并做好费用预算。

⑧ 确认科室是否具备文件柜等设施，以确保文件资料的有序管理和安全性。

⑨ 确认科室是否有可打印设备，以确保及时打印相关文件。

五、方案部分的关键内容

① 了解研究者团队对疾病治疗的建议，以便在方案设计中充分考虑和借鉴，从而为受试者提供更有效的治疗方案。

② 了解研究者团队对方案设计的修改建议，以便在方案实施过程中充分考虑和采纳这些建议，从而不断完善和优化方案。

③ 了解研究者考虑的影响入组的可能因素，以便在方案设计中充分考虑和应对这些因素，从而加快受试者的入组速度。

④ 了解研究者团队认为哪条入选/排除标准（简称“入排标准”）可能会对受试者筛选及保留产生影响，以便在方案设计中充分考虑和权衡这些标准，从而提高受试者的筛选成功率。

六、受试者部分的关键内容

① 了解研究中心的病源来源途径，包括患者就诊渠道、医生推荐、外院推荐等情况，以便评估研究中心的受试者资源是否充足。

② 掌握本科室每月的门诊和住院部符合方案纳入标准的潜在目标受试者的数量，以便确定研究所需的样本量和招募计划。

③ 了解本院其他科室医生推荐的可能来源科室，以便拓展受试者的来源渠道，提高受试者招募效率。

④ 了解同类竞争项目的入组标准，以便评估本研究的方案是否具有合理性和竞争力。

⑤ 确认本研究计划入组的例数，以便为研究样本量的确定提供依据。

⑥ 了解本院及本科室可接受的受试者招募方式，以制定合适的招募策略。

七、研究团队部分的关键内容

① 确认主要研究者是否有兴趣承接本项目，确认研究团队具备承接项目的兴趣与意愿。

② 了解未来1年主要研究者是否有调动或长期外出计划，或者是否有退休计划，以确认研究团队的稳定性和研究工作的连续性。

③ 确认主要研究者是否有足够的时间和精力进行本项研究，以确保研究工作的质量和进度。

④ 确认主要研究者是否能授权足够的人员进行本研究，以确保研究团队具备足够的人力资源。

⑤ 了解主要研究者是否参加过或正在参加同类临床试验，以便评估其经验和能力。

⑥ 确认主要研究者是否接受过FDA或者CFDA等监管机构的视察或者核查等，以确保其符合监管要求和具备相应的能力。

⑦ 了解科室对临床试验的配合程度，以便评估对研究工作的便利性和支持度。

⑧ 了解科室是否有专门负责临床试验的医生或者科研助理，以便评估研究工作的专业性和组织程度。

⑨ 了解科室医生及护士中具有GCP证书的人数情况，以便评估其对临床试

验法规与要求的了解和遵守程度。

⑩ 了解本科室是否接受SMO的CRC服务等，以便评估其合作模式和资源利用情况。

⑪ 确认科室是否有专门的用作沟通知情情况的接待室，以保障受试者的权益和隐私，同时确保临床试验的规范性和专业性。

八、遗传办部分的关键内容

① 了解是否有意向做遗传办申报牵头单位。

② 了解作为牵头单位申报/承诺书的取得相关流程和需要的时长。

③ 了解院内负责遗传办事宜的科室和经办人。

④ 了解遗传办申报是否需要收费。

⑤ 了解如有合作意向，是否可以获取主要研究者身份信息，以便起草遗传办的申请书。

本节内容涵盖了设计可行性调研问卷的关键内容，问卷包括了机构资质、伦理审批、合同条款、设备设施、入组潜力、研究团队经验和配合度等。关注这些关键内容能够帮助设计一份全面而有效的调研问卷。

第六节・可行性调研访视的设置

对于可行性访视的内容设置，需要特别留意一些关键要素。首先，问题设置应能引起研究团队的兴趣，才能够收集到全面的信息。此外，请务必牢记，在调研现场需要完成的问卷填写和文件签署，做到一次性完整完成。

一、与研究团队讨论的关键内容

（1）PI对该临床试验的兴趣度　确认PI对项目的积极性和参与程度，以便评估临床试验在该科室开展的可行性。

（2）同类临床试验经验　了解研究团队在类似项目上的经验和能力，以便评估临床试验在该科室开展的难易程度和风险。

（3）主要研究者对方案的修改意见　收集主要研究者对研究方案的建议和修

改意见，以便优化和完善研究方案。

（4）受试者入组潜力　评估研究团队在受试者筛选与招募方面的能力和资源，以便制定合适的招募计划和入组计划。

（5）研究中心设备设施　确认研究中心是否具备必要的设备设施和支持条件，以便评估该研究中心承接项目的实力。

（6）当地实验室和病理科资质　了解当地实验室和病理科是否具备必要的资质和能力，以便评估该临床试验开展的必要条件是否符合。

（7）立项、伦理、人类遗传资源申报递交批准情况　核实项目立项、伦理审查和人类遗传资源申报等流程，以便评估临床试验在该中心开展是否便捷、流程是否完善。

（8）合同审阅和签署情况　了解合同条款要求和签署情况，以便了解利益分配原则和合法性，评估费用是否在预算范围内。

（9）其他问题　针对其他未列明的问题进行交流和讨论，以便全面评估项目的可行性和风险。

二、现场需要收集的关键性文件

（1）保密协议　确认对调研过程中所涉及的敏感信息进行妥善保护，并遵守相关法律法规，签署保密协议。

（2）个人信息使用同意函　确保主要研究者的个人信息的使用与处理符合相关法律法规和伦理要求，获得同意并签署同意使用函。

（3）主要研究者的简历　了解主要研究者的教育背景、工作经历和承担同类临床试验的经验，收集主要研究者的简历，以便评估其承接临床试验的能力和资质。

（4）可行性调研问卷　收集关于研究团队、研究中心、设备设施、实验室和病理科等相关信息的反馈，请研究团队人员填写可行性问卷，以便评估临床试验在该中心开展的可行性和风险。

对于可行性调研访视的设置，关键在于内容的设计和文件的收集。与PI或研究团队确认对试验的兴趣。确保现场收集关键文件，如保密协议和个人信息同意函。通过填写可行性调研问卷收集相关信息，进行其他问题交流，全面评估研究中心的可行性和风险。

第七节 可行性调研PI或研究者常见的提问

在进行研究中心可行性调研时，与申办者、方案以及费用相关的问题是PI或研究者常常会提出的关键问题。提前罗列好这些可能被提问的问题，并准备好相应的答案，能够使得在与PI或研究者的交流时更加得心应手。

一、与申办者相关的问题

（1）申办者　了解该研究的申办者，以评估项目的来源和可靠性。

（2）组长单位　了解组长单位，以评估项目的协调和管理能力。

（3）牵头人员　了解该研究的牵头者，以评估项目的领导和组织能力。

二、与方案相关的问题

（1）主要研究目的　了解该研究的主要研究目的，以评估项目的科学性和创新性。

（2）适应证　了解开展的适应证，以评估项目的治疗领域和市场需求。

（3）入组例数　了解该研究的总入组例数，以评估项目的规模和可行性。

（4）入组时长　了解该研究的入组时间，以评估项目的执行周期和安排。

（5）关键入排标准　了解该研究的关键入选/排除标准，以评估项目的受试者招募难度。

（6）试验药物　了解该研究的试验药物，以评估项目的治疗选择和有效性。

（7）给药方式　了解试验药物的给药方式和频率，以评估项目的治疗实施方案科学性和受试者的依从性。

（8）药物作用机制　了解试验药物的作用机制，以评估治疗原理和有效性。

（9）安全性数据　了解前期安全性数据，以评估项目的药物安全性和潜在隐患。

（10）疗效数据　了解同类疾病的疗效数据，以评估项目的治疗选择的有效性和市场潜力。

（11）不良事件　了解试验药物的常见不良事件，以评估试验药物风险和受试者的依从性。

（12）药动学采血　了解是否有药代动力学采血要求，以评估项目的检测要求和技术难度。

（13）病理诊断要求　了解是否有病理诊断要求，以评估项目的诊断难度和技术要求。

三、与费用相关的问题

（1）研究者劳务费　了解研究者的劳务费范围，以评估项目的费用投入与回报。

（2）受试者补助　了解受试者的采血补助和交通补助费用，以评估受试者招募难度和费用投入。

在进行研究中心可行性调研准备时，需要充分了解并熟悉调研过程中可能会被提出的问题，并提前做好回答问题的思路和内容准备。这样不仅能对主要研究者或指定人员提出的问题对答如流，提高他们对该研究的兴趣和承接意向，还可以收集更多信息让申办者更加了解研究中心的真实情况，为选择合适的研究中心提供有力的支持。

第八节・如何选出好的研究中心和研究者

研究中心和研究者的选择，通常是有评估尺度的，了解的维度越多，交流的问题越充分，就越容易选出优秀的研究中心。本节从配合度和影响力、竞争对手和竞争地位、流程完善度和仪器设备、病源和入组潜力来分析好的研究中心和研究者的选择要素。

一、配合度和影响力

（1）分中心配合度　通过与组长单位或同行交流，了解既往合作的分中心的配合程度，可以评估研究中心的合作能力和效率。

（2）主要研究者及团队的配合度　通过与CRA/CRC交流，了解主要研究者及团队的配合程度，可以评估研究中心的合作态度和能力。

（3）PI的影响力　了解所选择的PI是否为科室主任或在该科室是否有足够的影响力，可以评估其在科室中的地位和能力，以确认其能够有效地推动项目的开展。

（4）科室对临床试验的重视度　通过了解PI和研究团队既往对临床试验的重视程度，可以评估其对该领域的专业性和经验水平。

二、竞争对手和竞争地位

（1）竞争对手中心选择　通过CDE网站查询同类竞争项目，了解同类竞争项目的信息和其他申办者对于研究中心的选择分布趋势。

（2）研究中心的地位　了解各研究中心在该领域的竞争地位和优劣势。

三、流程完善度和仪器设备

（1）机构和伦理流程规范性　与同行交流，了解研究中心的配合程度及立项、伦理、合同流程是否规范，以确认研究中心的合作态度和规范性。

（2）SOP完善度　通过与同行交流及查询医院官方网站，了解机构及伦理的SOP是否完善，可以评估研究中心的管理能力和规范性。

（3）设备设施　实地参观研究中心，了解设备设施等软硬件条件，评估其是否符合本研究开展的要求，以确保研究中心具备必要的实验条件。

四、病源和入组潜力大小

（1）病源情况　了解同类竞争项目的病源来源情况，判断当前科室是否有足够的入组潜力。在调研时争取能够在医院的信息系统（HIS）查看一个月的就诊病源数量，以便了解研究中心的病源情况，为后续的招募计划提供参考。

（2）入组潜力　与CRC了解科室病源分布来源，利用人脉资源优势，与在科室进行过项目的CRC进行交流，了解科室的病源情况，以便更准确地评估研究中心的受试者入组潜力。

通过深入调研，可以更加准确地了解研究中心的情况，如研究团队的配合程度、软硬件设施、病源数量和招募潜力等。这些信息可以帮助申办者判断研究中心是否具备承接项目的条件和能力，以及是否能够按照计划完成研究任务。

选择一个好的研究中心非常重要，因为它可以提供良好的研究环境，加速研究药物的上市进程。同时，一个好的研究中心也可以为申办者提供更好的创新建议和医疗技术支持，促进临床试验的成功实施。

第九节 · 案例

通过案例分享和案例分析的实战内容，对研究中心的可行性调研，有更进一步的了解，并能体会到实践调研团队执行的高效。

一、案例分享

某Ⅲ期肝癌临床试验，开展研究中心可行性调研，我们与申办者紧密合作，于2022年6月6日参加了可行性调研的培训。于6月7日对41家医院进行可行性调研。但由于某些中心无承接意向，我们在6月10日迅速增加了8家中心继续调研。

经过短短的8个工作日，我们完成了49家中心的调研。其中43家研究中心同意承接项目，5家中心因各种原因拒绝承接，另外1家中心则因特殊原因放弃调研。我们的研究中心筛选成功率达到了89.58%。

从2022年6月7日至6月20日，我们在10个工作日内完成调研，回收了保密协议和可行性调研文件43份并快递给申办者。

二、案例分析

这个案例展示了在大型Ⅲ期临床试验研究中心筛选的可行性调研中，各方紧密合作的重要性，以及在短时间内高效地完成调研和相关文件回收的挑战。

（1）合作的重要性　通过与各方紧密合作，参与研究中心可行性调研的培训，确保了对调研流程和要求的统一理解。这种紧密合作有助于确保调研的顺利进行，并能够及时解决可能出现的问题。

（2）快速响应和调整　当某些研究中心因故无法承接项目时，迅速增加了8家中心以继续调研。这种灵活性和快速响应能力确保了调研的持续进行，并减轻了研究中心选择的压力。

（3）高效率的调研　在短短的8个工作日完成了对49家中心的调研，展示了团队在时间和资源上的高效利用，进一步证明了团队的组织能力和专业素养。

（4）成功的文件回收　在短时间内，成功地回收了43份保密协议和可行性调研问卷，体现了团队对项目进度的有效管理和对相关文件的重视。通过设定明确的时间节点和目标，确保了调研的迅速有序进行。

（5）及时快递签字文件　在12个工作日内，成功地将签字版的保密协议和可行性调研问卷快递给了申办者，展示了团队对关键节点的有效跟进。

这个案例凸显了与各方紧密合作、灵活调整、高效调研和准确文件回收的重要性。同时，也强调了设定明确目标和时间节点在项目管理中的关键作用。

通过充分的可行性调研和深入评估，可以更好地了解研究中心的实力和能力，为选择合适的研究中心提供有力支持。

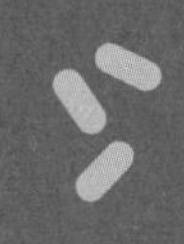

第二章

立项、伦理审查和合同流程

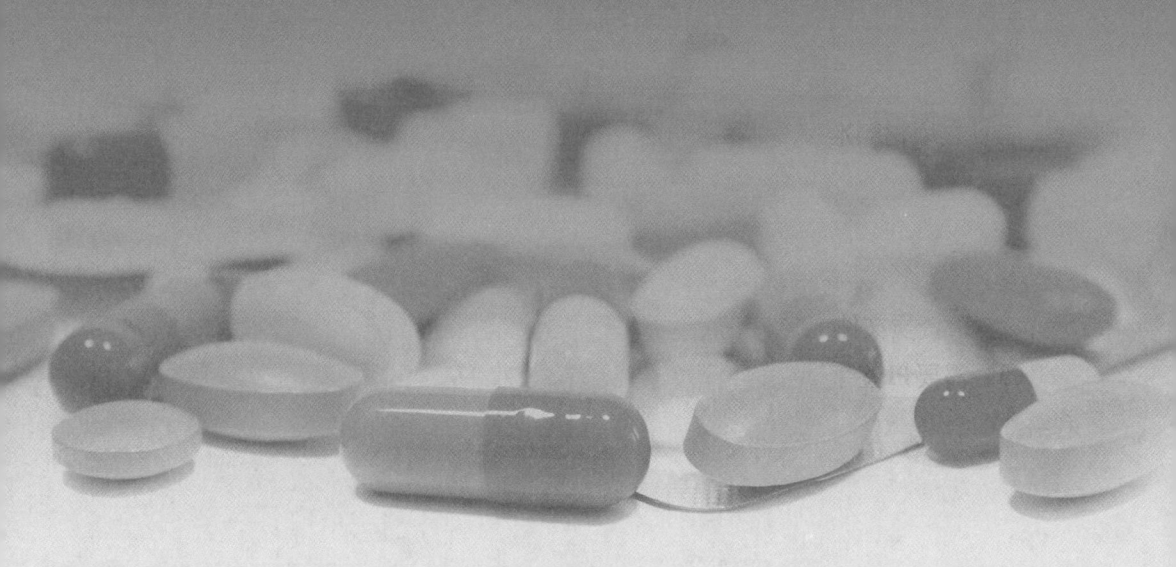

在临床试验中，研究中心的启动前工作（study start-up，SSU）是启动准备阶段中的重要环节，需要经过较长时间的努力，研究中心才有可能启动。启动前阶段，作为临床试验在研究中心开展的基础，SSU的工作执行效率对于研究中心的启动速度以及整个临床试验的进程具有至关重要的影响。

为了加快研究中心的启动，研究团队面临着重要的启动速度挑战。本章将从机构立项、伦理审查、合同洽谈三个关键维度探讨SSU的注意事项，以帮助研究中心快速启动。

第一节 · 机构立项

本节阐述机构立项的通用流程和材料准备，为临床试验项目快速完成立项助一臂之力。

一、立项流程

① 登录机构官网，查阅新项目立项申报流程。

② 下载立项清单，根据清单要求填写立项申请表。

③ 根据立项材料清单准备资料，注意文件的签署和盖章要求，如文件上是否有要求盖申办者的章或接受CRO的章，又如盖封面章或骑缝章。

④ 上传立项材料（提前确认机构是否要求提供纸质版立项材料）。

⑤ 立项材料审核。

二、立项材料准备

1. 签字文件提前准备

（1）CRA资质材料　签字版简历、GCP证书、身份证复印件。

（2）PI资质文件　签字版简历、执业证书、GCP证书。

（3）需要PI签字的文件　研究小组名单及分工、试验方案签字页、研究者利益冲突声明。

2. 盖章文件提前准备完整并盖章

（1）申办者资质及其委托CRO/生产药品/中心实验室/其他合作单位的委托函　由申办者盖章。

（2）其他由申办者/CRO提供的资料　可以由CRO公司盖章。

（3）资料首页盖章　同时2页以上文件加盖骑缝章。

（4）立项申请表　需盖章。

（5）组长单位的伦理批件等　需加盖相应单位红章，多页文件需加盖骑缝章或每页盖章。若为境外企业，可以用办事人身份证复印件替代法人身份证复印件递交。

3. 企业资质文件提供

（1）企业资质　包括但不限于营业执照、药品/器械生产许可证。

（2）当申办者委托CRO负责试验实施时　应递交申办者的委托函，注明委托事项。同时递交被委托CRO公司的资质证明文件。

（3）当申办者和药品生产企业不一致时　应提供申办者出具的药品生产委托申明，说明生产委托事项，同时提供生产企业符合GMP的说明，药品生产许可证。

（4）当国家药品监督管理局临床试验批件或通知中申请人与试验申办者不一致时　应提供产品转让申明，批件或通知中申请人与试验申办者共同盖章确认。

不同的研究中心，立项流程和材料要求大同小异，都需要遵循研究中心机构的立项SOP，确保立项过程中递交的材料完整、准确，才有可能通过机构的立项审核。

第二节・学术审评会议

有些医院将学术审评会议被视为在伦理审查会议之前的必要步骤，其目的是对临床试验项目进行全面评估，确保其方案设计合理、研究药物具有前瞻性，并评估该临床试验对医院科研价值的贡献。本节将介绍学术审评会议的项目类型和审查流程，以满足特定医院对于临床试验项目的要求。

一、学术审评的目的

评估方案设计是否合理、研究药物有没有前瞻性、评估接这个临床试验对医院有没有科研价值等。

二、学术审评会议的项目类型

① 第1、2类新药的Ⅰ期、Ⅱ期临床试验(本院为组长单位)。

② 尚未获得国家药品监督管理局临床试验通知书的新药Ⅰ期临床试验、本中心为组长单位或不设组长单位的新药Ⅱ、Ⅲ期临床试验或者国际多中心临床试验（也即“伦理前置”项目）。

三、学术审评会议流程

（1）资料递交　临床试验项目在GCP管理系统上传立项材料并预审完后，机构按照管理制度规定确定该项目是否需要在伦理审查委员会审查前先通过机构学术委员会审查。

（2）学术会议审查汇报　有些项目机构会直接让CRA填写学术审评申请表，但不需要提交汇报PPT。对于需要进行学术委员会审查的项目，机构会在学术委员会召开前邮件通知CRA递交学术委员会审查资料并告知会议具体准备事项。学术会议审查一般由申办者/CRO进行审查会议汇报，需准备汇报用PPT。如需要，可提前将PPT发送至主要研究者/项目负责人处进行审阅。学术审查意见一般以邮件形式发送给申办者/CRO。

（3）学术审查会后　会后机构出具会议意见，申办者/CRO需要递交针对学术会意见的逐条回复（申办者盖/CRO章、PI签字）和相应的修改或补充文件，若方案等文件有修改的需提供修订记录。项目通过机构学术委员会审查后，进入伦理审查流程，机构会通知CRA递交相应资料。

通过系统的审查和评估，学术审评会议将为本研究中心是否承接该临床试验提供有价值的参考建议。

第三节・伦理审查

伦理审查在临床试验中扮演着至关重要的角色，其任务不仅是保障试验受试者的权益和安全，更是确保临床试验过程符合伦理规范，合法合规。提前做好伦理审查的准备工作，不仅有助于提高伦理一次性通过率，还能使临床试验的科学性和受试者的权益得到保障。

一、伦理审查会议重点关注的内容

① 是否可以前置伦理?
② 是否可以接受组长单位批件走快审?
③ 伦理审查会议多久开一次?
④ 上次伦理审查会议的日期是哪天?
⑤ 伦理审查会议前多少天截止接收材料?
⑥ 伦理审查费用在会议前多少个工作日必须支付?
⑦ 是否可以加急审查?
⑧ 伦理审查会后几个工作日出批件?

二、伦理委员会审查重点

我国2020版《药物临床试验质量管规范》（以下简称“GCP”）第三章伦理委员会第十二条规定，“伦理委员会的职责是保护受试者的权益和安全，应当特别关注弱势受试者。

（一）伦理委员会应当审查的文件包括：试验方案和试验方案修订版；知情同意书及其更新件；招募受试者的方式和信息；提供给受试者的其他书面资料；研究者手册；现有的安全性资料；包含受试者补偿信息的文件；研究者资格的证明文件；伦理委员会履行其职责所需要的其他文件。

（二）伦理委员会应当对临床试验的科学性和伦理性进行审查。

（三）伦理委员会应当对研究者的资格进行审查。

（四）为了更好地判断在临床试验中能否确保受试者的权益和安全以及基本医疗，伦理委员会可以要求提供知情同意书内容以外的资料和信息。”

伦理审查不仅关注提交的申请材料，还关注试验方案的科学性、受试者利益的保障、知情同意的过程以及受试者隐私和保密的管理等。

（1）材料完整性　提交准备完整的伦理申请材料，确保伦理申请材料包含试验方案、知情同意书、研究者手册等必要文件。

（2）科学性原则　关注方案设计是否科学，是否公平合理，数据是否可靠。

（3）受试者利益原则　提供充分的试验解释和风险获益的评估，确保伦理委员会能够全面了解试验的性质和潜在风险，提供受试者保护补偿措施。

（4）知情同意原则　确保知情同意过程充分、透明，并保证受试者自愿参与。

（5）关注受试者权益保护　确保试验过程中对受试者的隐私和保密进行有效管理。

三、伦理上会材料准备

（1）纸质版文件　按照伦理审查的清单准备递交的材料，按照伦理审查要求的份数进行准备。

（2）简版资料　方案、知情同意书、受试者招募材料、保险凭证等，按照伦理审查要求的份数进行简版材料准备，通常为10份或12份。

（3）伦理文件夹侧签　项目名称、方案编号、科室、主要研究者、申办者/CRO公司。

（4）伦理汇报PPT　包含关键入排、研究目的、试验流程、受试者权益保护、受试者补贴、不良事件处理等内容。

四、伦理审查会后回复

伦理审查会议后，如结果为“修改后同意”“不同意”时，需要针对提出的问题有针对性地进行修改，对于修改的内容项目组审核无误，发送研究者讨论后，并提交相关材料给伦理委员会进行复审。

在伦理审查环节，需要充分了解并遵守相关的伦理规范和法律法规，伦理委员会需要对试验方案和知情同意书进行严格审查，确保受试者的权益和安全得到保障。

第四节・临床试验合同

GCP第五章第四十条指明，“申办者与研究者和临床试验机构签订的合同，应当明确试验各方的责任、权利和利益，以及各方应当避免的、可能的利益冲究。合同的试验经费应当合理，符合市场规律。申办者、研究者和临床试验机构应当在合同上签字确认。

合同内容中应当包括：临床试验的实施过程中遵守本规范及相关的临床试验的法律法规；执行经过申办者和研究者协商确定的、伦理委员会同意的试验方案；遵守数据记录和报告程序；同意监查、稽查和检查；临床试验相关必备文件的保存及其期限；发表文章、知识产权等的约定。”

临床试验合同洽谈是确保研究中心与相关合作方达成一致、明确各自责任的关键环节。在合同洽谈中，以下方面需要特别注意。

一、合同主要内容

（1）双方合作内容与目标　明确合同中涉及的临床试验项目名称、试验目的、试验周期等信息，确保双方对合作内容有清晰的认识。

（2）双方承担的责任和义务　详细列出双方在临床试验中应承担的责任和义务，包括研究中心应提供的资源、试验方案的操作实施、受试者招募与筛选入组、数据收集与处理、安全性评估等方面，以及申办者应提供的资源、试验药物供应、资金支付等。

（3）研究者职责　明确研究者在临床试验中的职责，包括实施试验方案、招募受试者入组、受试者访视、不良事件报告等，确保研究者在试验过程中能够充分发挥作用。

（4）知识产权归属　对临床试验涉及的知识产权归属进行明确，包括试验方案、数据、成果等，避免因知识产权问题导致不必要的纠纷。

（5）保密条款　对双方在合同履行过程中需要保守的商业机密和保密信息范围进行明确，以保护双方的利益。

（6）试验引起伤害的补充　明确如果受试者在试验过程中受到伤害，申办者需要承担的赔偿责任和具体金额，以保障受试者的权益。

（7）合同的生效与变更　明确合同的生效条件、变更程序和生效时间等，以便在合同执行过程中有据可循。

二、合同价格

（1）立项评估费　申办者需要支付给研究中心的立项评估费用，包括对临床试验方案的评估和立项材料的审核，以确保临床试验的可行性。

（2）协议审核费　研究中心需要收取的协议审核费用，包括对申办者提交的试验协议进行审核的费用，以确保协议的合法性和规范性。

（3）项目启动和结题费　申办者需要支付给研究中心的项目启动和结题费用，包括研究中心在试验前和试验后需要开展的工作费用，以确保临床试验的顺利进行。

（4）质量控制费　研究中心需要收取的质量控制费用，包括对临床试验过程进行质量控制的费用，以确保试验数据的准确性和可靠性。

（5）研究者观察费　与主要研究者或者指定人员沟通研究者的劳务费，比如受试者筛选、受试者访视病历书写、验单报告评估等费用。费用计算方式可以按照访视周期或疗程计算，或者与主要研究者商定的其他可接受的方式计算。

（6）本地实验室检查费　参加临床试验的受试者做的各项检查费，如血生化、血常规、凝血、甲状腺功能、尿常规、甲胎蛋白、影像检查、心电图检查、B超检查等。

（7）受试者补偿　给受试者的补贴费用，比如PK/ADA采血补贴、营养补贴、交通补贴等，以增强受试者的参与意愿和积极性。

（8）耗材费　生物样本采集过程中产生的耗材费。

（9）试验药物管理费　药物配置劳务费、保存药物的冰箱等设备设施的保养折旧费。

（10）资料保管费　机构通常免费保存临床试验资料至试验药物被批准上市后5年，如申办者需要延长资料保存时间，机构通常收取超期后的保管费用。

（11）管理费　机构管理费，用于临床试验的协调组织、监管、质控等费用。CRC管理费，用于对CRC的培训和组织学习、监管等。

（12）税费　收费标准按国家税务标准。

（13）其他　临床试验项目特殊涉及的费用，如受试者住院费、生物样本离心费用、样本保存费用、受试者外院产生的费用等。

在临床试验合同洽谈阶段，研究中心需要与申办者充分沟通，明确双方的责任和义务。合同内容需要涵盖合作内容、费用、职责、保密等方面，以确保双方的合作建立在公平、透明、可持续的基础上。

第五节 · 案例

一、案例分享

在2023年6月1日，某项目的团队严格按照材料清单的要求，为某研究中心准备了一份详尽的立项申请和伦理审查资料。

2023年6月6日，CRA将精心准备的材料带到了研究中心的机构办公室，进行立项申请。在办公室，机构秘书对材料进行了初步审查，并针对一些表格的填写问题提出了建议。CRA立即根据机构秘书的指导进行了修改，并重新打印替换，当天便顺利通过了立项申请。

同时，这位CRA还与机构秘书沟通合同需要注意事项，机构秘书分享了提前准备好的合同模板。这为合同的审核与签署工作奠定了基础。

2023年6月7日，CRA根据伦理委员会的要求，准备好了伦理审查所需的材料，并将这些材料提交给了伦理秘书进行审查。同时CRA获知，2023年6月10日为当月伦理审查会议材料收取截止日期。

在2023年6月9日，伦理秘书提出了一些关于知情同意书的修改意见。CRA非常重视这些意见，并立即进行修改，并在2023年6月10日将修改后的知情同意书提交给了伦理秘书。

在等待合同审核的过程中，CRA继续与机构秘书保持沟通，在2023年6月14日获得了机构对合同的审核意见并迅速对这些意见作出回应。合同在一周后成功通过了审核。

合同签署流程从2023年6月21日开始，经过一系列的签署程序，最终在2023年6月29日完成签署。令人欣喜的是，在完成合同签署后的第二天，也就是2023年6月30日，成功获得了伦理审查批件。

二、案例分析

这个案例让我们看到了，在临床试验项目启动准备阶段，提前做好材料准备，严格遵循机构立项程序、遵循伦理审查要求、做好合同信息收集与整理，及时响应并讨论解决问题，是加快研究中心启动前进度的关键策略。这些措施不仅可以有效提高启动前阶段项目管理整体运作水平，确保项目按计划启动，还可以节省时间和成本，加快启动速度。

1. 高效协作与沟通

CRA与机构秘书和伦理秘书保持密切沟通，及时响应反馈意见，有效推动了项目进展。

2. 灵活应对与快速反应

在面对紧急情况（如接近伦理审查会议材料收取截止日期）时，CRA能够迅速做出调整，确保按时提交修改后的材料。

3. 时间管理

项目各阶段的时间节点安排合理，所有重要节点都在计划时间内或提前完成，尤其是在紧迫的情况下，依然保证了高效的工作节奏。

总而言之，在临床试验项目中，提高研究中心启动效率，减少可能导致中心启动延误的问题和风险，确保研究中心能够按计划启动是临床试验从业人员需要深度思考的问题。

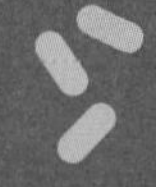

第三章

遗传办备案申请

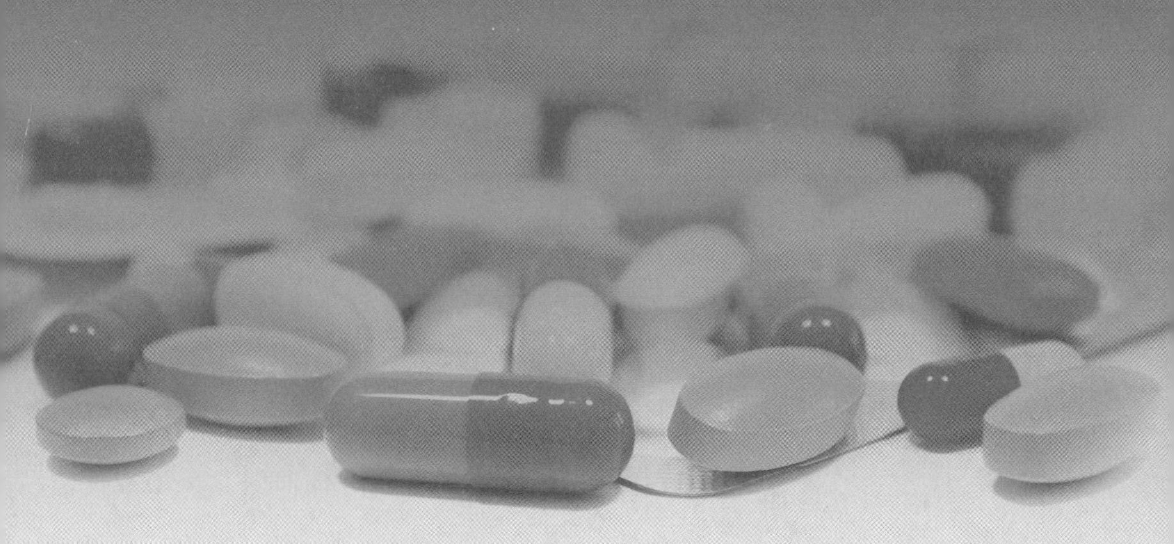

当临床试验主要合作方涉及外方单位时，进行人类遗传资源采集或国际合作，必须按照国家相关法律法规的规定，向遗传办申请备案。这是保证涉及人类遗传资源信息活动合法、合规和安全进行的必要程序。

在进行采集或国际合作前，必须充分了解和遵守国家关于人类遗传资源管理的法律法规，并按照规定准备相关申请材料。这些材料应包括研究目的、方案、涉及的人类遗传资源种类、数量、用途及使用范围等信息，同时还需要提交研究机构的资质证明和伦理审查证明等相关文件。此外，还必须与遗传资源监管机构保持密切沟通与协作，及时反馈申请进展情况及遇到的问题。

提交申请材料后，需要积极配合遗传办的审核工作。遗传办将对申请材料进行全面审核，评估研究方案的合理性、科学性和伦理原则的遵守情况。如果审核通过，遗传办将给予备案意见，并告知申请人可以开始试验了。

第一节 · 人类遗传资源信息

《中华人民共和国人类遗传资源管理条例》对人类遗传资源材料和人类遗传资源信息分别进行了定义，前者是指含有人体基因组、基因等遗传物质的器官、组织、细胞等遗传材料；而后者是指利用人类遗传资源材料产生的数据等信息资料。人类遗传资源信息具有极高的科研价值，对于医学、生物学等领域的研究具有深远的影响。此类信息的获取和使用必须在遵守伦理和法律的前提下进行。

需要注意的是，人类遗传资源信息不包括临床数据、影像数据、蛋白质数据和代谢数据。这些数据属于其他类型的信息，与人类遗传资源信息有所区别。

第二节 · 遗传办申报

为了遗传办申请备案的顺利进行，申请人需要充分了解和掌握国家关于人类遗传资源管理的法律法规和伦理原则。这包括但不限于对人类遗传资源采集、整理、使用等活动的规定，以及对受试者权益、隐私和伦理审查的要求。只有充分了解这些规定和要求，才能确保申请人在申请备案过程中不会犯错，从而避免可能的法律风险。

根据《中华人民共和国人类遗传资源管理条例》的规定，为获得相关药品和医疗器械在我国上市许可，利用我国人类遗传资源在临床机构开展国际合作临床试验，不涉及人类遗传资源材料出境的，不需要审批。但合作双方在开展临床试验前，应向国务院科学技术行政部门备案，将拟使用的人类遗传资源种类、数量及其用途进行告知。

一、外方单位

根据《人类遗传资源管理条例实施细则》，以下情况可被视为外方单位：

“（一）境外组织、个人持有或者间接持有机构百分之五十以上的股份、股权、表决权、财产份额或其他类似权益；

（二）境外组织、个人持有或者间接持有的股份、股权、表决权、财产份额或者其他类似权益不足百分之五十，但其享有的表决权或者其他权益足以对机构的决策、管理等行为进行支配或者施加重大影响；

（三）境外组织、个人通过投资关系、协议或者其他安排，足以对机构的决策、管理等行为进行支配或施加重大影响；

（四）法律、行政法规、规章规定的其他情形。”

二、人类遗传资源采集审批流程

《人类遗传资源管理条例实施细则》中对采集审批流程的定义：在中国境内从事的中国人类遗传资源采集活动需获得中国人类遗传资源采集审批行政许可。

① 申请人须向国家人类遗传资源管理办公室提交采集申请，并提交以下申请材料：

· 采集目的和采集方案，包括采集对象、采集量和使用范围等；

· 采集对象的类型和特征，以及采集对采集对象可能造成的影响和风险评估；

· 伦理审查委员会的审查意见和伦理原则的遵守情况说明；

· 研究机构的资质证明和相关人员的资格证明。

② 国家人类遗传资源管理办公室对申请材料进行审核，包括对采集方案的合理性和科学性、伦理原则的遵守情况等进行评估。

③ 如果审核通过，国家人类遗传资源管理办公室会给予申请人采集许可，

并告知申请人可以开始采集。

④ 采集过程中，申请人须遵守相关规定，包括对采集对象的保护和伦理原则的遵守等。

⑤ 采集结束后，申请人须向国家人类遗传资源管理办公室提交采集结果报告，并按照相关规定对采集的人类遗传资源进行销毁。

三、国际合作临床试验备案

对于多中心临床研究的国际合作许可和备案流程，可以按照以下步骤进行：

① 计划开展多中心的临床试验时，组长单位或牵头单位需要先通过伦理审查。

② 伦理审查通过后，申办者或牵头单位可以申请行政许可或备案。

③ 申办者或牵头单位获得行政许可或完成备案后，参与临床试验的分中心，需要将本单位的伦理审查批件或认可牵头单位所提供伦理审查批件的证明材料，以及本单位出具的承诺书提交给科技部。

④ 提交完毕后，即可开展国际合作临床试验。

第三节 · 遗传办申请备案流程

在申请备案过程中，申请人需要严格按照遗传办的申请流程进行操作。申请人需要保证所提交的材料真实、准确、完整，以避免遗传办审核不通过而导致延误研究中心的启动进度。

（1）准备材料　申请人须向遗传办提交以下必备材料：

① 申请备案的书面材料，包括研究目的、方案、涉及的人类遗传资源的种类、数量、用途及使用范围等；

② 临床试验机构的资质证明；

③ 伦理审查证明；

④ 其他材料，如双方合作协议、知情同意书等。

（2）提交申请　申请人将准备好的材料提交给遗传办，并按照规定缴纳相关费用。

（3）审核　遗传办将对申请材料进行审核，评估研究方案的合理性、科学性和伦理原则的遵守情况。同时，还会对外方单位的资质和条件进行审查。

（4）备案　如果审核通过，遗传办将给予备案意见，并告知申请人可以开始试验。同时，申请人需按照相关规定与外方单位签订协议，确保外方单位能够合法合规地提供所需的人类遗传资源信息。

（5）试验进行与监督　试验开始后，申请人须按照遗传办的监管要求进行试验，并定期提交试验进展报告。遗传办将对试验过程进行监督，确保试验的合理性和安全性。

（6）结果报告与销毁　试验结束后，申请人须向遗传办提交试验结果报告，并按照相关规定对使用过的人类遗传资源信息进行销毁。

（7）后续跟进　申请人需对试验结果进行整理和分析，并将研究结果以适当的方式向社会公布或提交给有关政府部门。同时，还需要按照规定向遗传办提交研究结果报告和销毁证明等材料。

在申请备案过程中，加强与遗传办监管机构的沟通协作是非常重要的。这有助于申请人更好地理解相关法律法规和伦理原则，提高申请材料的质量，从而加快审批速度。

第四节・遗传办申请备案注意事项

（1）遵守法律法规　为确保申请备案的合法性和合规性，申请人必须严格遵守国家颁布的关于人类遗传资源管理的法律法规，包括但不限于《人类遗传资源管理暂行办法》等。

（2）重视伦理审查　为确保研究方案的科学性和伦理性，申请人应重视伦理审查环节，并主动与伦理审查委员会进行沟通和协商，确保研究方案符合伦理原则，尊重受试者的权益和隐私。

（3）保护受试者隐私　在试验过程中，申请人应采取严格的保密措施，确保受试者的个人信息和遗传资源信息不被泄露和滥用。

（4）合理使用资源　为确保人类遗传资源信息的有效利用和合理配置，申请人应严格按照申请备案时所申报的方案和使用范围，合理使用人类遗传资源信息，避免浪费和不必要的采集。

（5）规范档案管理　为确保人类遗传资源信息的准确记录和使用，申请人应建立规范的档案管理系统，对试验过程中产生的数据进行及时整理和归档。

（6）加强沟通协作　为确保信息交流的顺畅和试验的顺利进行，申请人应与外方单位保持良好的沟通协作关系，并及时进行信息分享和问题解决。

（7）关注风险控制　为确保试验的安全性和稳定性，申请人应关注可能出现的风险和问题，并制定相应的风险控制措施，预防和应对可能出现的突发情况。

（8）提交完整报告　为确保信息的准确性和完整性，申请人应按照遗传办的要求提交完整的试验报告和结果，包括研究目的、方案、结果分析等详细信息。

（9）关注遗传办审核安排　申请人应关注遗传办的审核安排和相关通知，并及时跟进审核进展情况。同时，还应与遗传办的相关部门建立良好的沟通和协调机制，以便在备案过程中遇到问题时能得到及时解决。

（10）在遗传办的监管下进行项目　为确保项目按照国家相关法规和政策进行，确保试验的合规性和安全性，申请人应在遗传办的监管下进行项目实施。

由于遗传办的审批速度可能会受到多种因素的影响，如申请材料的质量、审核流程的繁简程度等，因此申请人需要提前做好准备，尽可能缩短审批时间。这有助于确保研究中心能够尽快获得审批并顺利启动，从而避免因时间延误而带来的损失。

第五节 · 案例

一、案例分享

某国内多中心肿瘤Ⅰ期临床试验，申办者为外资企业，自2023年8月1日开始筹备遗传办集采申请。鉴于遗传办新规于2023年7月1日正式实施，申办者对新规定及申报系统不够熟悉，导致其于2023年9月6日才完成材料提交。该申请刚好卡在2023年第19批次的人类遗传资源行政许可审批受理的截止日期（2023年9月11日）前后。此时，研究中心仅差遗传办批件即可启动。然而，经过一个月的等待，申办者收到了审查不通过的结果，需对资料进行修改并重新提交申请。直至2023年11月，申办者才获得遗传办的批准，研究中心才得以启动。

二、案例分析

这一过程较原计划延迟了两个月，由此可见，遗传办的审批速度对研究中心的启动速度具有重要影响。通过这个案例，可以得出以下经验教训：

（1）提前了解和熟悉相关法规和政策　申办者应充分了解和熟悉遗传办的相关法规和政策，请教遗传办申请经验丰富的人员。

（2）制定详细的计划并预留足够的时间　申办者应根据人类遗传资源行政许可审批的截止日期，提前制定申请计划并预留足够的时间以确保申请能够及时提交。

（3）及时响应审查意见并改进申请材料　当申办者收到审查不通过的意见时，应尽快采取行动重新修改资料并重新递交申请，以避免进一步的延误。

（4）加强与相关部门的沟通　申办者应积极与遗传办进行沟通，确保双方对申请要求的理解一致，从而提高审批速度和成功率。

这个案例表明了遗传办的审批速度对研究中心启动速度的影响。为了避免类似的延误和确保临床试验项目的顺利开展，申请人需要认真准备申请材料，确保其真实、准确、完整，并积极配合遗传办的审核和现场检查等工作。同时，还需密切关注遗传办的审批速度对研究中心启动速度的影响，提前规划好申请备案流程，确保能够尽快获得遗传办审批并顺利启动研究中心。

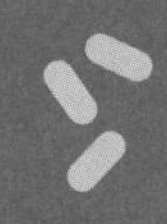

第四章

研究中心启动会

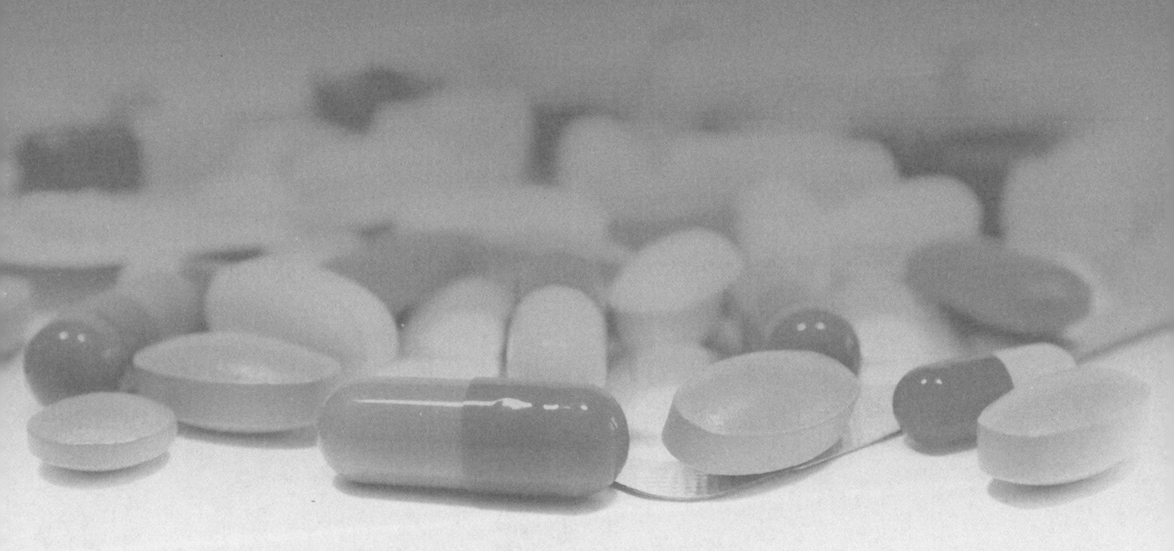

在取得伦理批件，完成合同签署，并完成遗传办备案后，即可召开启动会议。研究团队仍需要进行一系列准备工作，以确保研究中心能够顺利启动并进入筛选入组阶段。

第一节 · 启动会前梳理

在准备临床试验启动会议之前，必须系统地梳理所有启动条件并确保其顺利准备。满足这些条件不仅是研究中心启动会议成功的关键，更是确保整个临床试验项目顺利展开的前提。以下是启动会前的梳理内容。

一、启动条件梳理

（1）获得伦理批准　研究方案、知情同意书、病历报告表、日记卡、招募广告等已通过伦理审查并获得伦理委员会的批准。

（2）合同签署　主协议完成签署，CRC协议完成签署。

（3）遗传办审批　如果有外资成分，遗传办备案通过审批。

（4）EDC建库　EDC建库，完成测试、上线。

（5）合同款支付　合同首款已支付给研究中心。

（6）免费GCP流程　申请免费GCP检查，制作免费GCP检查单，制作GCP印章等。

（7）人员到位　研究者团队各个角色人员准备到位，研究者、研究护士、药品管理员、CRC等就位，CRC完成机构备案。

二、启动物资确认

为使研究中心的顺利启动，需要确保所有必需的物资已经到位，包括但不限于以下内容：

（1）试验药物　试验所需的研究药物已经生产完毕，并按照要求申请和接收入库。

（2）实验室设备　实验室所需的设备，如冰箱、离心机、温度计，已经采购到位，并按照要求进行校准和验证。

（3）实验室耗材　实验室耗材已经采购到位，提前申请中心实验室耗材包、采血管、冻存管、冻存盒等。

（4）文件夹　准备试验所需的研究者文件夹、药物管理文件夹、受试者文件夹，以便在启动后能够有文件夹装试验相关的材料。

（5）文档模板　准备试验所需文档模板，并确保文档模板版本受控，如知情同意书、筛选入组表、鉴认代码表、物资接收表、药物出入库记录、项目所使用的各种评分表等，以便在启动后需要时能及时提供使用。

（6）其他物资　打印机、墨盒、打印纸、移动网卡、U盘、办公文具、便利贴等。

临床试验的启动不仅意味着项目正式开始，更是一项长期而复杂的临床试验任务的开端。通过对启动条件的梳理和物资的确认，为研究中心的顺利启动打下基础。

第二节・启动会的准备

启动会是一个极为关键的会议，启动会上将介绍研究方案、操作流程、责任分工等关键信息，并就研究中的各项事宜展开深入讨论。为了确保这一关键会议的顺利进行，研究中心需要提前做好充分的准备工作，包括日程安排、人员邀请、材料准备、场地安排等。

一、日程和人员准备

（1）确定会议议程和日程安排　明确会议的目标和内容，并安排好时间、地点和相关议程。

（2）邀请相关人员参加会议　邀请主要研究者、研究者、研究护士、药品管理员、机构代表、申办者代表、SMO代表等相关人员参加启动会。

二、材料准备

（1）准备启动会材料　准备会议所需的材料，包括简版方案、研究者手册、培训资料等，并向与会人员提供打印的材料。

（2）餐饮水果　是否有就餐需求，确认清楚餐费标准、就餐时间、饮食习惯、水果种类和数量、饮料口味和数量。

三、场地和设备准备

（1）场地　提前沟通启动会召开的场地安排，有确定的会议召开地址。

（2）仪器设备　确认启动会上所需要的仪器设备是否可以正常使用并完成调试，提前确认是否有麦克风，以保障会议声音效果。

通过充分的准备工作，相信启动会将会取得圆满成功。希望在会议中能够达成明确的共识，明确各方责任和授权任务，为接下来的临床试验操作流程打下坚实的基石。

第三节・启动会的召开

研究中心启动会的目的在于为所有参与者提供一个全面了解临床试验项目的机会，就人员、方案相关内容、伦理和权益保护、质量保证、责任和授权等方面进行详细讨论，使整个研究团队对临床试验的各个方面有清晰的认识和理解。启动会是项目正式启动的关键环节，在启动会议上重点介绍以下内容。

一、人员

（1）研究团队　监查员应向与会者介绍研究团队成员，包括主要研究者、研究者、研究护士、药品管理员、机构人员、临床研究协调员等。

（2）申办者代表　介绍项目经理、数据管理人员、安全警戒人员、招募团队人员等。

二、方案相关内容

（1）介绍试验项目　向参会人员介绍试验的背景、目的、关键入排、操作流程、给药方案、剂量调整，以确保研究者团队对试验有清晰的了解。

（2）试验流程和计划　监查员应详细介绍试验的流程和计划，包括试验设计、研究期限、受试者招募和筛选流程、随访计划、操作流程等，以确保研究者团队对试验的执行有清晰的了解。

三、伦理和权益保护

（1）伦理和合规性　监查员应强调伦理原则和合规性要求，确保与会者了解试验应遵循的法规和伦理规范，并明确相关责任和义务。

（2）受试者权益保护　监查员应强调受试者的权益保护，包括知情同意书的签署、受试者隐私保护、安全保障等，以确保受试者在试验过程中得到充分的关注和保护。

四、质量保证

（1）质量保证和质量控制　监查员应介绍试验的质量保证和质量控制措施，包括病历要求、检查报告评估要求、数据质量标准、数据审核流程、方案违背和偏差处理等，以确保试验数据的准确性和可靠性。

（2）风险管理计划　监查员应介绍风险管理计划，包括风险评估、风险控制措施、紧急情况处理等，以确认与会者了解如何在试验过程中有效管理风险。

（3）预算和资源　监查员应向与会者介绍试验的预算和资源安排，包括资金来源、物资准备，以便与会者了解试验的资金保障和物资准备情况。

五、责任和授权

（1）分配责任和角色　明确各个研究团队成员的职责和任务，确保每个人都清楚自己的工作职责。

（2）研究授权　主要研究者对研究团队成员进行授权，签署授权分工表。

（3）文件签署　授权表、签到表、经济利益声明、培训记录、研究者简历签署。

六、问题与讨论

（1）问题讨论　提供机会让研究者提出问题、讨论事项，并解答研究者相关疑问，以确保研究者团队对试验的各个方面有充分的了解，明确方案操作流程。

（2）记录与解答　对于启动会议提出的问题，进行解答并做好记录存档，以供日后参考和跟进问题。

在问题讨论环节，积极解答研究者团队提出的问题，并进行了详细记录。这些讨论和解答不仅有助于完善研究方案，还为项目的顺利进行提供了基础保障。

第四节 • 启动会后工作

在启动会之后，还需要完成一系列工作，以确保完成启动的所有流程和必需的文件回收，为受试者筛选工作做好准备。这些工作包括但不限于以下内容：

一、培训与签字文件回收

（1）研究人员培训　研究人员接受相应的培训，并签署培训记录。

（2）回收签字文件　收集签到表、授权分工表、培训记录、研究团队人员简历、资质证书等需要签字的文件。

二、受试者招募与筛选

（1）招募受试者　按照试验计划和招募策略，进行受试者的招募，紧密跟进受试者储备工作，为首例入组做好准备。

（2）筛选受试者　如有符合入组标准的受试者，进行受试者筛选流程。

三、访视报告与数据收集

（1）启动访视报告　监查员完成启动访视报告，并归档到研究者文件夹。

（2）数据收集　数据收集和记录要点提醒，包括原始病历书写要求、实验室检查、不良事件记录、问卷填写、日记卡填写、合并用药和治疗的记录等。

四、研究药物保管与使用

（1）与药品管理员确认　研究药物的入库、保管等程序是否已完成，温度计是否能正常使用，温度记录是否每天进行记录。

（2）与研究团队确认　研究药物的用法用量是否已清楚，是否会指导受试者用药。

以上是启动会前后需要考虑和完成的一些重要步骤和任务。充分准备和顺利执行这些工作对于启动会的顺利召开尤其重要。

第五节・案例

一、案例分享

某研究中心原计划于2023年10月16日启动，然而由于申办者未能及时支付合同首款，使得启动会推迟至2023年10月30日才得以顺利召开。在启动会的第二天，研究者团队发现受试者免费检查单尚未制作，中心实验室试剂盒尚未运输到研究中心，这些疏忽导致无法及时展开受试者的筛选工作。

二、案例分析

这个案例揭示了一些在临床试验项目管理中可能出现的问题和经验教训。

（1）合同管理　未能及时支付合同首款，导致了项目启动的延期。这提示在项目管理中，所有合同条款必须得到严格遵守和及时执行。对于合同款项的支付，需要明确规定并严格执行，以确保项目流程不受影响。

（2）供应链管理　需要建立健全的供应链管理机制，确保中心实验室试剂盒、实验室耗材等必要物资能够按时到达。需要提前进行物资申请，避免出现延误，影响受试者筛选入组进度。

（3）项目启动前的准备工作　在启动会前，研究者团队需要充分准备，包括制作所有必要的文件和工具，以达到研究中心启动条件的要求。

（4）风险管理　在这个案例中，由于未及时发现并解决受试者免费检查单未制作的问题，导致了筛选工作的延误。这表明在项目管理中，需要建立完善的风险管理机制和责任人，及时发现漏做事项并有紧急处理措施。对于可能出现的风险和问题，需要有充分的预见性和应对策略。

（5）计划与沟通　启动会未提前做好充分的计划和沟通，导致一些关键任务未被及时发现和安排。这表明在项目开始之前，需要制定详细的计划，并确保所有相关人员都了解并认同这些计划。

这个案例提醒我们，在临床试验项目管理中，合作伙伴关系管理和准备工作至关重要；及时支付合同款项和良好沟通是确保研究中心按计划召开启动会的关键；同时，团队成员之间的协作和供应链管理也必不可少。

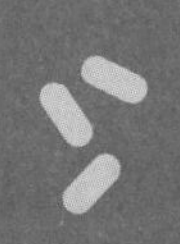

第五章

知情同意

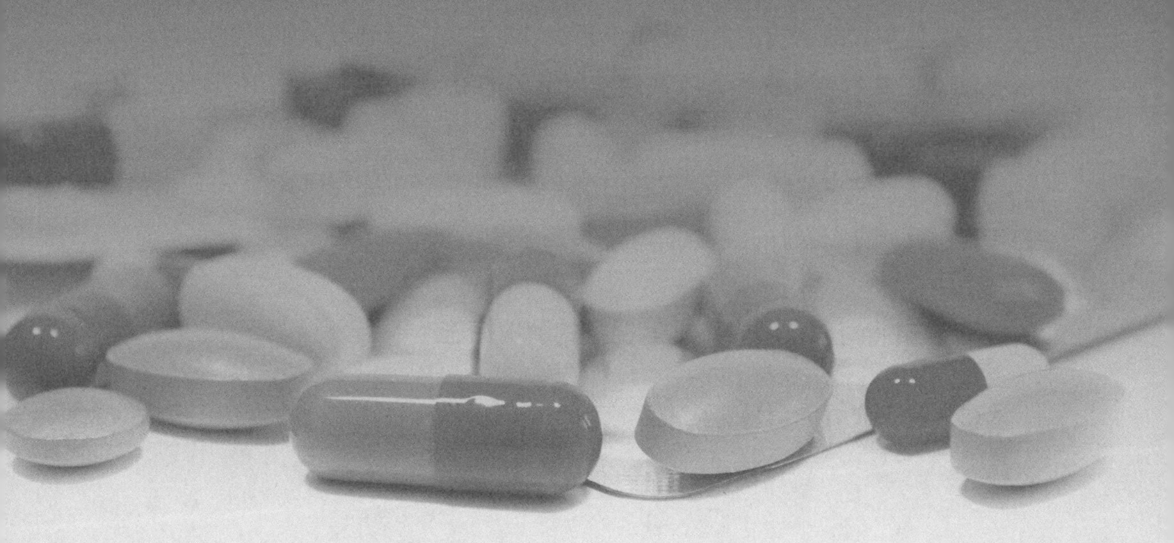

知情同意是临床试验中保护受试者权益重要环节。本章将介绍知情同意及过程规范的重要性，说明临床试验过程中不规范的知情同意现象，阐述临床试验对知情同意过程的要求，分析在知情同意书签署过程中需要注意的内容，并探讨知情同意过程的记录和保存方法。

第一节・知情同意及过程规范的重要性

一、GCP对知情同意的定义

根据GCP“第二章术语及其定义”第十一条指出，“知情同意，指受试者被告知可影响其做出参加临床试验决定的各方面情况后，确认同意自愿参加临床试验的过程。该过程应当以书面的、签署姓名和日期的知情同意书作为文件证明。”

知情同意是受试者或其合法代表在充分了解试验目的、方法、预期结果、潜在风险和获益等相关信息后，自愿同意参与试验并签署知情同意书的过程。知情同意必须是自愿的、无压力的，并应以参与者的最佳获益为依据。

二、临床试验过程中不规范的知情同意现象

（1）信息不足或误导　未向受试者提供足够的临床试验信息，或者提供的信息存在误导，导致受试者无法充分理解试验的目的、方法、风险和获益。

（2）强制同意　研究者或其他相关方以权威或经济利益为诱导，强制受试者同意参与临床试验，使其在知情同意过程中缺乏真实的自愿性。

（3）监护人缺席或不了解　对于无法自主决策的受试者，如儿童、意识不清的受试者，其监护人可能缺席或缺乏对试验的充分了解，导致知情同意过程不规范。

（4）语言和文化障碍　受试者的语言或文化背景可能与研究者不同，导致信息传递不畅或存在误解，影响知情同意的有效性。

三、知情同意过程中不规范现象的解决措施

（1）提供充分的信息　研究者应向受试者提供充足、准确的信息，包括试验

目的、预期结果、不良事件、风险和获益等，以帮助他们做出知情决策。

（2）确保自愿性　知情同意应基于受试者的自愿和理解，研究者不得以任何形式的强制、诱导或欺骗来获得同意。

（3）监护人参与　对于无法自主决策的受试者，应确保其监护人参与知情同意过程，并提供充足的信息，以便他们能够做出知情决策。

（4）多语言和文化支持　针对不同语言和文化背景的受试者，应提供适当的翻译和文化解释支持，以确保受试者能够充分理解试验信息并做出知情决策。

四、临床试验过程中对知情同意过程的要求

GCP第四章第二十三条“（六）签署知情同意书之前，研究者或者指定研究人员应当给予受试者或者其监护人充分的时间和机会了解临床试验的详细情况，并详尽回答受试者或者其监护人提出的与临床试验相关的问题。”

（1）充分信息　研究者应提供关于试验目的、方法、预期结果、风险和获益等方面的充分信息，以便受试者能够做出知情决策。

（2）理解和询问权　应允许受试者提问，受试者有权获得满意的答复，以便确保他们对试验有充分的理解。

（3）时间考虑　受试者应有足够的时间考虑是否参与试验，不应受到任何压力或限制，以便能够做出自主的决策。

（4）有权撤回知情同意　受试者在任何时候都有权利撤回自己的知情同意，而不会受到任何不利影响。

五、知情同意书签署需要注意内容

《药品注册核查要点与判定原则（药物临床试验）》中的对知情同意书的签署要求如下：

“（1）知情同意书的内容符合GCP要求。

（2）筛选的受试者均签署知情同意书。

（3）知情同意书中受试者和/或监护人（如需要）、研究者、公平见证人（如需要）的签字和签署时间、签署版本等符合GCP要求。

（4）知情同意书签署时间不得早于伦理批准时间，筛选时间不得早于知情同

意书签署时间。

（5）向受试者或其监护人解释试验内容并获得知情同意的研究者或指定研究人员为经过授权的研究人员，且具备在本院的执业资质。”

知情同意书签署中应注意：

（1）书面形式　知情同意书应以书面形式存在，并由受试者签署，或者监护人签署，以确保法律效力和记录。确认受试者已保留一份签署完成的知情同意书，且将另一份签署完成的知情同意书妥善保存在研究中心。执行知情同意的研究者相应授权日期不得晚于执行知情同意的日期。

（2）简明扼要　知情同意书应以简明扼要的方式表达试验目的、方法、风险和获益等关键信息，避免使用过于专业或难以理解的术语。

（3）语言和文化适应　应确保知情同意书的语言和格式适应受试者的理解水平和文化背景。

（4）自愿性确认　知情同意书应明确指出受试者的自愿性，并强调受试者有权随时撤回同意。

（5）版本确认　知情同意书的版本号、版本日期与伦理委员会批件上的版本号、版本日期核对是否一致，确保所使用的知情同意书是获得伦理委员会批准的最新知情同意书版本。

六、知情同意的记录和保存

（1）文件记录　知情同意的日期/时间、人员、版本号及版本日期、见证人的身份信息（如适用）、受试者的疑问及研究者的回复、知情同意结果等体现整个知情同意过程和知情同意书签署情况的记录均应在原始病历。

（2）文件归档　核对知情同意书是否内容完整、页码完整、无缺页，签署的知情同意书应按照临床试验的归档要求进行归档，主要保护受试者的隐私。受试者已保留一份签署完成的知情同意书，另一份签署完成的知情同意书妥善保存在研究中心的该项目文件柜。

（3）文件保密　所有与知情同意相关的记录和信息应保密，并仅在授权的人员或机构范围内允许访问。

知情同意是临床试验中确保受试者权益的重要环节，遵循GCP对受试者知情同意的要求，确保知情同意过程规范，并采取相应的解决措施来防止不规范现象的发生。在知情同意书签署过程中，应注意提供充分的信息、确保自愿性，并遵循相应的记录和保存要求。

七、透过表象看本质，探讨临床试验中知情同意的重要性

临床试验是一个严谨而复杂的过程，需要遵循严格的伦理原则，确保受试者的权益得到充分保障。知情同意书在临床试验中扮演着保护受试者权益的角色，它承载着受试者的信任和医学的责任。在临床试验过程中，只有充分理解知情同意的重要性，才能为受试者创造一个安全、有效、放心的试验环境。

八、以创新驱动的临床试验，更应注重知情同意的规范实施

临床试验的核心是尊重和保护受试者的权益，在创新驱动的临床试验中，更应注重知情同意的规范实施，确保试验的质量和受试者的权益。

九、提高医学人文关怀，让知情同意书成为受试者信任的桥梁

医学关怀不仅体现在医生的临床技能上，还体现在临床试验的各个环节。签署知情同意书是医学关怀的重要体现，它不仅能够让受试者感受到医学的关爱，还能够成为受试者信任的桥梁。

在临床试验的整个过程中，知情同意环节无疑有着至关重要的地位。充分理解知情同意的重要性，规范执行这一过程，并提升医学人文关怀，将有助于为受试者营造一个安全、信赖的参与临床试验的环境，提高受试者依从性。让我们携手努力，让知情同意书成为受试者与临床研究之间信任的桥梁。

第二节 · 弱势群体知情同意

随着临床试验的持续发展，应更加关注临床试验中的弱势群体。

在临床试验过程中，研究者团队需要特别关注弱势群体的心理和生理需求。

对于弱势群体，可以提供心理咨询和更多的人文关怀，帮助他们应对可能出现的不良反应和心理压力。确保弱势群体的受试者能够在参加临床试验的过程中得到充分的休息和营养补充，以维持他们的最佳状态。尊重弱势群体的隐私权，并确保他们在整个临床试验过程中的安全和舒适。

一、在临床试验中，被认为是弱势群体的人群

GCP“第二章术语及其定义”第十一条（十）对于弱势受试者的定义是，“指维护自身意愿和权利的能力不足或者丧失的受试者，其自愿参加临床试验的意愿，有可能被试验的预期获益或者拒绝参加可能被报复而受到不正当影响。包括：研究者的学生和下级、申办者的员工、军人、犯人、无药可救疾病的患者、处于危急状况的患者，入住福利院的人、流浪者、未成年人和无能力知情同意的人等。”

1. 生理学弱势群体

（1）儿童　指年龄未满18岁，因为未成年在决策和理解方面相对成年人更加有限。

（2）孕妇和胎儿　临床试验可能对孕妇和正在发育的胎儿产生潜在的风险，对于这一人群需要特别谨慎和保护。

（3）意识不清的患者　指由于严重疾病、神经系统障碍或其他原因导致无法理解临床试验相关信息或做出知情决策的患者。

（4）老年人　由于老年人常伴随多种疾病和生理变化，对于临床试验的参与可能存在额外的风险和困难。

（5）精神疾病患者　由于精神疾病的特殊性，这一人群可能在理解临床试验信息和做出知情决策方面存在挑战。

2. 社会性弱势群体

包括低收入人群、犯人、终末期患者等，这些人群通常在医疗资源和知识获取方面有困难，需要特别关注和保护。

这些弱势群体需要额外的保护和关注，使他们能够在临床试验中享有与其他受试者相同的权益和保护。研究者和监管机构应采取适当的措施，确保在征得知情同意时，这些弱势群体的权益得到充分保障。

二、弱势群体知情同意可能面临的挑战和特殊要求

1. 儿童的知情同意

GCP第四章第二十三条（十四）中指明，“儿童作为受试者，应当征得其监护人的知情同意并签署知情同意书。当儿童有能力做出同意参加临床试验的决定时，还应当征得其本人同意，如果儿童受试者本人不同意参加临床试验或者中途决定退出临床试验时，即使监护人已经同意参加或者愿意继续参加，也应当以儿童受试者本人的决定为准，除非在严重或者危及生命疾病的治疗性临床试验中，研究者、其监护人认为儿童受试者若不参加研究其生命会受到危害，这时其监护人的同意即可使患者继续参与研究。在临床试验过程中，儿童受试者达到了签署知情同意的条件，则需要由本人签署知情同意之后方可继续实施。”

即对于儿童参与临床试验，需要获得儿童的知情同意，并且还需要获得他们的监护人（通常是父母或其他监护人）的知情同意。在解释临床试验信息时，应使用儿童能够理解的语言和方式，并确保他们对试验的理解程度。

2. 孕妇和胎儿的知情同意

对于涉及孕妇和胎儿的临床试验，需要特别谨慎并遵循相关法律和伦理准则。应向孕妇提供充分的信息，了解试验可能对胎儿和自身的风险和益处。孕妇通常需要提供明确的书面同意，并且知情同意应在适当的时间点进行。

3. 意识不清或无民事行为能力的患者的知情同意

GCP第四章第二十三条（十）中规定，“受试者为无民事行为能力的，应当取得其监护人的书面知情同意；受试者为限制民事行为能力的人的，应当取得本人及其监护人的书面知情同意。当监护人代表受试者知情同意时，应当在受试者可理解的范围内告知受试者临床试验的相关信息，并尽量让受试者亲自签署知情同意书和注明日期。”

对于意识不清的患者，如重症患者或昏迷患者，通常无法自主决策和理解试验信息。在这种情况下，需要寻找合法代表（如家属或法定监护人）代表他们做出知情同意决策。

对于无民事行为能力的患者，如精神病患者、重度智力障碍患者，需要依靠法定监护人来代为处理知情同意，并保护他们的权益，应提供充足的信息，并确保他们理解临床试验的性质、风险和可能的益处。

4. 文盲患者的知情同意

GCP第四章第二十三条（八）规定，“若受试者或者其监护人缺乏阅读能力，应当有一位公正的见证人见证整个知情同意过程。研究者应当向受试者或者其监护人、见证人详细说明知情同意书和其他文字资料的内容。如受试者或者其监护人口头同意参加试验，在有能力情况下应当尽量签署知情同意书，见证人还应当在知情同意书上签字并注明日期，以证明受试者或者其监护人就知情同意书和其他文字资料得到了研究者准确的解释，并理解了相关内容，同意参加临床试验。”

针对文盲，只会地方语言，有行为能力但不会写名字的受试者，特别是不会写自己名字的老年人，在家属或公正见证人见证下，可以通过“在同意书上做标记”来表示同意。家属或公正见证人在知情同意书上签署，研究者在知情同意过程中进行记录。

5. 弱势社群的知情同意

针对低收入社区、弱势社群或文化背景不同的患者，研究者应采取额外的努力，确保临床试验信息以易于理解的方式传达。这可能包括提供多语言翻译、文化中立的解释，以便患者能够全面理解临床试验的目的、方法、风险和潜在获益。

研究者和伦理委员会在涉及弱势群体的知情同意过程中，应当特别强调保护和透明性。确保知情同意的自愿性、受试者的理解程度及无压力环境是保护弱势群体的重要考虑因素。

对弱势群体在临床试验中给予特别关注和保护，有助于确保临床试验的公正性和有效性。通过充分了解弱势群体受试者的需求，提供适当的支持和保护，注重维护弱势群体的合法权益，可以为这些特殊群体提供一个公平、安全和有益的临床研究环境。

第三节・案例

一、案例一

1. 案例分享

在某项目的知情同意过程中，CRA在监查时发现了一个问题：已经签署的知情同意书，使用了错误的知情同意书版本。

此外，CRA还发现知情同意过程时间点的记录存在逻辑问题。病历记录显示，2023年12月10日16点8分签署了知情同意书。然而，知情同意书中的研究者签署时间为2023年10月10日15点30分。原始资料间时间点记录不一致。

2. 案例分析

（1）使用错误知情同意书版本　GCP第四章第二十三条（一）规定“研究者应当使用经伦理委员会同意的最新版的知情同意书和其他提供给受试者的信息。”错误的知情同意书版本可能不符合伦理标准和法规要求，导致研究存在潜在的伦理性问题。

解决措施：立即通知研究团队停止使用错误的知情同意书版本，并与申办者讨论如何补救。可能的解决方案包括重新签署知情同意书，或在首次给药前获取受试者的再次同意。同时，应加强对知情同意书版本的审查和核对流程，以防止此类问题再次发生。

（2）时间点记录不一致　原始病历记录与知情同意书中的时间点记录不一致。可能导致对研究过程的误解和质疑，例如，研究开始的时间可能被质疑。此外，不一致的时间点记录可能对数据的准确性和一致性产生影响，从而影响研究结果的有效性和可信度。

解决措施：与研究者协商，澄清病历记录和知情同意书中的时间点不一致的问题。如果存在错误，应尽快纠正错误记录。同时，应加强对时间点记录的审查和核对流程，确保记录的准确性和一致性。

在监查过程中，CRA注意到知情同意书签署的时间早于病历记录的时间。这表明在记录知情同意过程时间点时存在错误。这种错误可能会对研究数据的准确性和可靠性产生影响。因此，需要加强对知情同意过程时间点的记录和监督。同时，也应该加强对知情同意书版本的控制，以避免类似的错误再次发生。

二、案例二

1. 案例分享

某项目旨在招募3～12岁患有生长激素缺乏症的儿童。由于儿童缺乏理解临床试验和知情同意书的能力，因此需要其父母作为法定监护人来签署知情同意书。

2. 案例分析

在涉及儿童参与的临床试验中，必须考虑到儿童本身可能无法理解知情同意书的内容。在这种情况下，父母或其他法定监护人通常会作为代表签署知情同意书。

① 当儿童年龄太小或认知能力不足以理解知情同意书的内容时，需要由父母或其他法定监护人来代替其签署知情同意书。这样做是为了保护儿童的权益并确保他们在临床试验中的安全。

② 虽然父母作为儿童的监护人可以代表他们签署知情同意书，但必须确保父母充分理解了临床试验的内容、目的、风险和潜在获益。只有这样，他们才能做出明智的决定并代表儿童给予同意。

③ 对于生长激素缺乏的儿童，临床试验的招募过程可能需要额外的注意事项和考虑因素，以确保儿童的健康和安全。例如，可能需要确保他们得到了足够的治疗和监测，以避免任何潜在的不良影响。

④ 在儿童年龄增长并能够自己理解知情同意书的内容后，可能需要重新获得他们的知情同意。这是一个连续的过程，需要定期与儿童及其家庭进行沟通和交流。

⑤ 在涉及儿童的临床试验中，如何平衡儿童的权益和家庭的意愿可能是一个具有挑战性的问题。研究者需要在整个过程中与儿童、家庭和社会保持密切的沟通和合作，以确保所有参与者的权益得到充分保护。

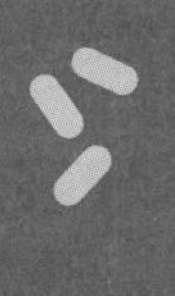

第六章

受试者筛选

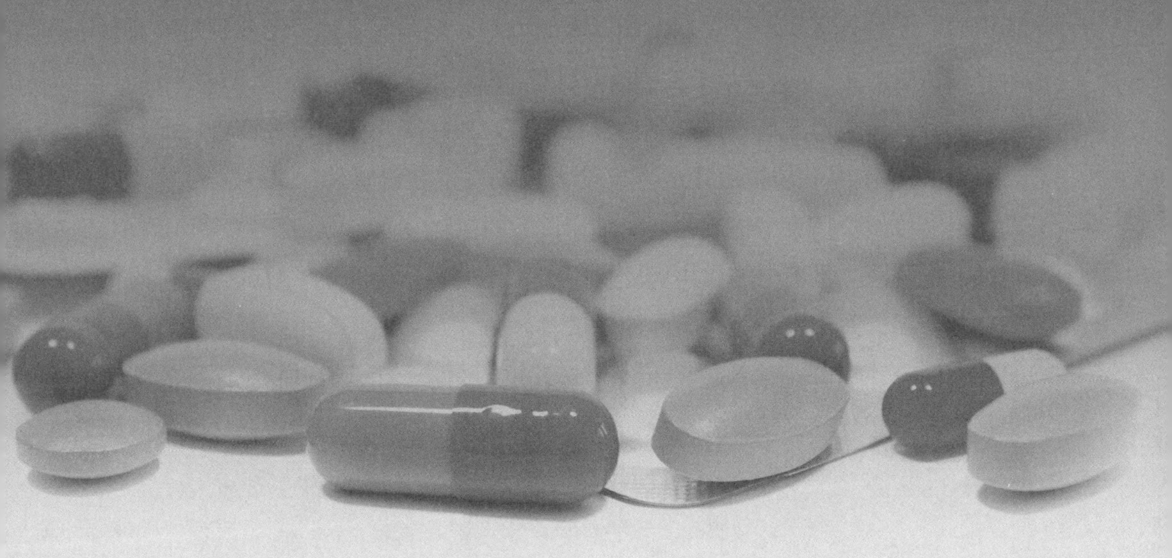

GCP“第二章术语及其定义”第十一条（九）中定义“受试者，指参加一项临床试验，并作为试验用药品的接受者，包括患者、健康受试者。”

本章将探讨临床试验中如何招募和筛选合格的受试者，以及受试者筛选入组的流程和注意的事项，以便能入组到合格的受试者。

第一节·受试者招募

受试者招募应注意以下方面。

（1）制定详细的招募计划　在试验开始前，制定详细的招募计划，包括招募的时间、地点、宣传方式、费用支持、招募公司安排等信息，以便有条不紊地开展受试者招募工作。

（2）本科室潜力挖掘　充分挖掘本科室和病房的受试者资源，请PI鼓励科室医生推荐受试者。

（3）辅助科室寻找受试者　了解检验科、病理科、放射科、体检中心、其他相关科室是否有目标受试者。

（4）建立招募团队　申办者组建一支有受试者招募经验团队，招募团队应具备与受试者沟通、了解受试者需求和关注点的能力，以及向受试者解释临床试验流程和风险的能力。

（5）使用招募公司　招募公司通常有成熟的招募团队和医生资源，有宣传招募受试者的途径，能多途径招募受试者。

（6）扩大招募范围　通过各种途径扩大招募范围，如兄弟医院、各类诊所、社区医院、学校、居民小区、朋友圈、微信群等，以确保多途径招募到足够数量的合格受试者。

（7）开展多渠道宣传　通过各种宣传渠道，如社交媒体、电视广告、报纸杂志、医院LED投屏、易拉宝摆放、宣传海报、科室会议宣传、义诊宣传等，向公众广泛宣传试验信息，提高公众对临床试验的知晓度。

（8）配合医生推荐　与医生建立良好的合作关系，让医生了解试验的目的和方案要求，并请医生推荐符合条件的受试者。

综合而言，招募受试者是临床试验中不可或缺的一环。通过制定详细的受试者招募计划、充分挖掘受试者资源、与研究者讨论适应证对应的潜在受试者群体的特点和受试者的来源，可以有效提高受试者招募效率，确保招募到足够数量且符合要求的受试者。

第二节・受试者筛选

筛选合格的受试者是确保临床试验成功和研究药物疗效的关键环节。这一过程不仅需要严格遵守研究方案和伦理原则，还需要严谨地遵照方案的筛选流程。本节将探讨如何有效地筛选合格受试者，以及在筛选过程中需要注意的事项。

一、如何筛选合格受试者

筛选步骤具体如下：

1. 初步筛选

根据研究方案中的入选/排除标准，对招募到的受试者进行初步预筛选。CRC在研究者进行知情同意前可以根据已有信息（包括HIS、用药史及现病史），协助研究者核对受试者是否符合筛选标准，收集可以获取的所有既往病历资料信息（包含但不限于病历、购药票据等），以及进行初步的体格检查，如生命体征、身高、体重等，判断受试者是否符合项目的基本要求。

2. 全面评估

对于初步筛选出的受试者，进行全面的评估，包括详细的病史询问、体格检查、实验室检查等。这一步骤旨在进一步确认受试者是否符合方案的入组标准，同时排除不符合要求的受试者。在病史询问过程中，要详细了解受试者的疾病史、用药史、家族史等，确保受试者没有存在与研究药物相关的禁忌证或过敏史。体格检查包括一般检查（如皮肤、淋巴结、心肺听诊等）和特定系统的检查（如神经系统、呼吸系统、消化系统等），以评估受试者的身体状况和是否存在潜在的健康问题。实验室检查包括血常规、生化检查、尿常规、凝血等，以评估受试者的器官功能和代谢情况。

3. 知情同意

在全面评估过程中，研究者向受试者详细解释试验的目的、流程、可能的风险等信息，确保他们充分了解并自愿签署知情同意书。知情同意书是确保受试者在充分了解试验信息的基础上自愿参加试验的重要文件。在签署知情同意书之前，要向受试者逐条解释每一项条款，回答他们的疑问，确保他们理解并同意试验的各项要求。再次核对知情同意书的版本是否正确及内容/页码是否完整；受试者及研究者签名和签字日期是否正确和规范，确认知情同意书中需要额外填写的部分均已完成，比如研究中心信息、研究者和伦理委员会联系方式（联系电话如是固定电话，需填写区号）、其他需要研究者或受试者勾选的部分等。检查签署无误后的知情同意书，一份给受试者，另一份保存在受试者文件夹或归档在研究中心指定文件夹。

4. 筛选结果确定

根据全面评估的结果，确定受试者是否符合入组标准。对于可能符合标准的受试者，研究者开具筛选检查，及时送检中心实验室(如适用)；对于不符合标准的受试者，根据具体情况决定是否进行进一步的调整或排除。及时填写鉴认代码表和受试者筛选表。

5. 特殊情况处理

在筛选过程中，可能会遇到一些特殊情况，需要特殊处理。例如，受试者存在合并症或并发症，需要评估其是否适合参加试验；受试者在筛选过程中出现不良事件或并发症，需要立即终止试验等。对于这些特殊情况，要与方案进行仔细比较，并请研究者和申办者医学讨论是否适合继续参加临床试验。

6. 筛选记录

在筛选过程中，要详细记录受试者的筛选情况，包括受试者的基本信息、病史、体格检查、实验室检查、知情同意等信息，收集受试者的身份证、银行卡（用于后续报销）复印件，受试者/研究者完成签名签日期后归档（如适用），这些记录将成为原始病历的重要组成部分。收集本地检查结果及中心实验室检查结果，提醒研究者及时判断异常结果。提醒研究者及时完成原始病历记录，知情过程的记录是否体现项目信息、知情人员、知情地点、知情时间和时长、知情内容、受试者或法定代理人的疑问、研究者的回复、见证人的相关信息（如适用）、知情同意书的版本号及版本日期，是否各执一份等。

7. 依从性确认

在筛选过程中，还需要关注受试者的依从性和随访能力，以确保他们在试验期间能够遵守研究方案，并按照要求完成随访和检查。

8. 入组审核

根据入选标准和排除标准，做最终的入组审核，对于符合入组标准的受试者，按照流程进行入组程序。根据方案的入组和排除标准与受试者原始资料进行一一核对（包括但不限于筛选期实验室结果、HIS系统记录、用药史、既往史及现病史等），避免出现入组不符合的受试者。

9. 受试者入组

正式入组，使用试验药物前需要再次核对受试者是否符合入组要求，注意核对方案对入组访视相关操作是否有时间顺序要求，如需完成其他检查或步骤后才能入组发放试验药物的，需提前完成其他检查或操作。如项目是通过IVRS系统进行随机入组，需根据原始资料正确录入受试者信息，如涉及随机分层因素，应仔细核实原始资料和入组审核表，随机步骤严格执行双人核对，均确认无误后再进行下一步操作，避免随机错误。

二、受试者筛选注意事项

在临床试验中筛选受试者时需要注意以下事项：

（1）严格遵守试验方案　筛选过程中应严格核对方案，确保入选标准和排除标准得到准确执行。不得随意更改或违反方案纳入标准。

（2）保护受试者权益　筛选过程中要充分考虑受试者的权益和安全。对于可能给受试者带来较大风险或不适的试验程序，应提前告知患者减少治疗延误。同时要确保受试者在试验期间得到妥善照顾和补偿。

（3）遵循伦理原则　筛选过程中应遵循伦理原则，尊重受试者的意愿和隐私。对于涉及敏感信息的操作或询问，应采取保密措施，避免任何可能损害受试者身心健康的操作或行为。

（4）提高筛选效率　筛选过程中应注重提高效率，合理安排各项检查，避免各项检查超过时间窗而要进行二次检查，及时收集本地检查结果及实验室检查结果，提醒研究者及时判断异常结果，避免长时间等待给受试者带来不适的体验感。同时要积极与受试者沟通交流，了解受试者的需求和疑虑，并及时解答受试者问题。

（5）筛选失败　研究者在病历中做相应记录并在筛选入选表中记录筛选失败的原因并通知受试者和家属及时进行临床治疗。

（6）筛选成功　协调研究者和受试者的时间，电话通知受试者下次访视日期及访视要求，完成后续受试者入组工作。

（7）表格填写　及时完成其他表格书写，如筛选入选表、受试者鉴认代码表及其他项目要求筛选时完成的表格。

（8）数据录入　在项目要求的时限内完成筛选期数据的录入。

在筛选受试者过程中，研究者需严格遵循研究方案，通过详细询问病史、进行全面体格检查以及实验室检查等手段，全面了解受试者的健康状况和既往病史，对其诊断和病情进行综合评估，以有效降低因误纳受试者而导致严重方案违背或方案偏离的风险。

第三节・案例

一、案例分享

某个肝癌项目的受试者在筛选过程中，研究者对一位自诉有乙肝病史的患者进行了筛选检查。根据研究方案，需要采集受试者的HBV DNA进行检测。然而，在第3天入组审核时，发现忘记了采集该患者的HBV DNA样本，而检测结果要5天后才能得到。而在筛选要求中，其他血液检查结果要求必须是7天内的，因此所有血液检查需要重新进行。这种情况可能会对受试者产生负面影响。

二、案例分析

（1）仔细核对筛选流程和方案要求　在临床试验中，每个步骤和操作都需要根据研究方案进行核对和确认。特别是在涉及样本采集和检测的关键步骤上，更需要仔细核实，确保不漏项。

（2）加强与实验室的沟通协作　中心实验室是样本检测的关键部分，因中心实验室标本涉及运输，因此结果会比较慢出来，研究团队需要与中心实验室保持密切沟通，确保样本的及时采集和检测，并跟踪获取检测结果。

（3）提前制定应对措施　对于筛选可能出现的失误或延误，应在筛选前制定应对措施。

（4）加强人员培训和管理　对研究团队进行方案培训，确保他们充分了解试验方案和操作流程，熟悉筛选期需要做的各项检验检查、访视时间窗口要求。

（5）重视受试者的权益和安全　在临床试验中，受试者的权益和安全应始终放在首位。对于因失误或延误导致的重复检查等问题，应向受试者解释清楚，并给予合理的补偿，以维护受试者的信任和参与度。

在临床试验中，应准确执行试验方案，加强与各方的沟通协作，提前梳理操作流程和制定应对措施，加强对研究团队的培训，重视受试者的权益和安全等。只有通过这些措施的有效落实，才能确保受试者顺利筛选入组，并最大限度地减少可能对受试者产生的负面影响。

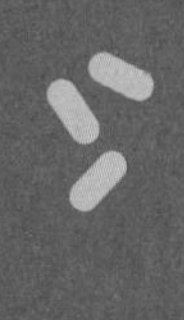

第七章

受试者入组

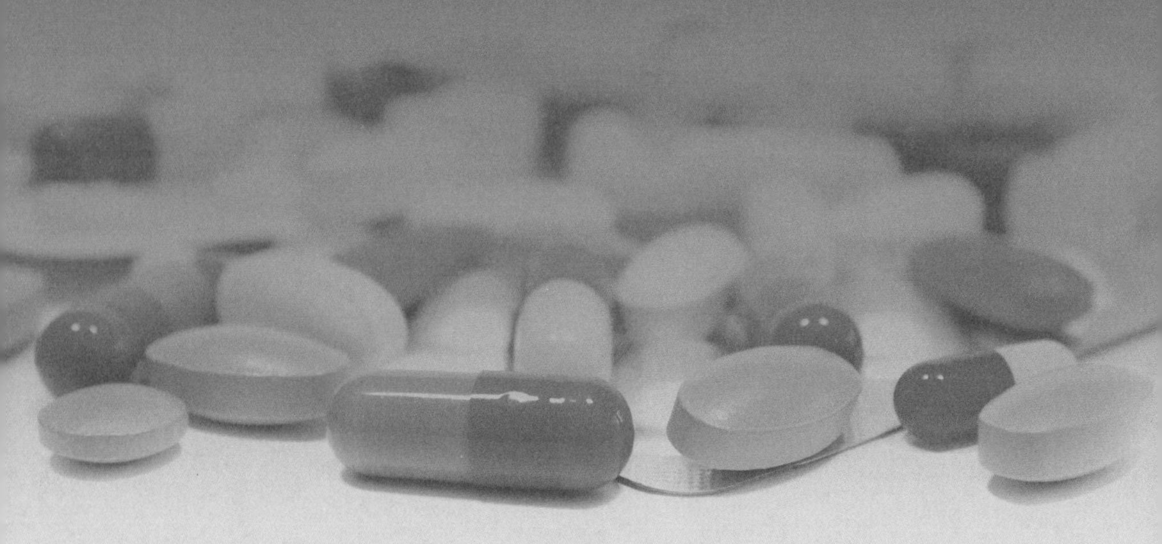

在临床试验中，受试者的入组是进行疗效和安全性数据分析的基础环节。只有当受试者被正确地纳入临床试验中，才能进行有效的治疗结果和安全性分析。入组是临床试验进度管理中最重要的环节之一，也是最耗时间和精力的部分。

GCP第十七条（一）规定，“研究者在临床试验约定的期限内有按照试验方案入组足够数量受试者的能力。”每个申办者都希望按照预定的时间表完成入组，甚至提前完成，以便不延误上市申报，并尽快通过上市审批抢占市场先机。然而，实际的入组过程往往面临许多挑战。

第一节 · 入组的困境与突破

在临床试验中，入组进程的延误是一个普遍存在的问题。据统计，超过50%的临床试验入组会被延误3～6个月，而少数临床试验的入组甚至会延误12个月以上。特别是在近两年全球新冠肺炎疫情的影响下，临床研究环境变得更加复杂和困难，突发疫情随时可能导致入组进程的进一步延误。

面对这一挑战，可以采取一系列策略来解决入组问题并突破困境。首先，提高公众对临床试验的理解和认知极其重要。通过宣传和教育活动，可以让更多人了解临床试验的重要性和必要性，并激发他们的参与热情。其次，优化筛选流程和程序是必要的。通过简化程序、提高筛选效率，可以减少不必要的延误和烦琐的手续，加速受试者的入组。此外，加强与相关机构和部门的合作与沟通也是关键。与研究中心、监管机构等建立良好的合作关系，可以在遇到问题时迅速解决，提高整体效率。

最重要的是，关注并应对可能影响入组的各种因素。这包括但不限于受试者的招募与筛选、样本采集与处理、数据安全与隐私保护等。通过全面考虑并制定相应的预防措施，可以使受试者筛选入组有条不紊。

尽管入组面临诸多挑战，但只要积极采取有效的措施并持续努力，就可能成功解决受试者入组难的问题，推动临床试验的进度。

第二节 · 成功入组的关键策略

在临床试验进行过程中，入组速度是一个重要的指标。然而，入组速度受到多种内部和外部因素的影响。内部因素主要包括研究者团队对入组的重视程度、病源量，外部因素包括患者对临床试验的认可度、竞争项目以及申办者的支持力度。在本节中，将探讨这些内外因素对临床试验入组速度的影响，并提出相应的解决策略，以期加快入组进度。

一、影响临床试验入组速度的内部因素

1. 研究者团队对入组的重视程度

研究者团队对入组的重视程度直接决定了临床试验在该中心的入组速度。当研究者对研究工作给予足够的重视时，他们会积极推荐适合的受试者参与研究。但需要注意的是，医生的主要工作是临床诊疗，参与临床研究只是他们众多工作中的一部分。为了找到优秀的中心并调动研究者团队对入组的重视，可以采取以下措施：

① 在研究中心进行可行性调研时，应重视主要研究者对临床研究的兴趣度评估，并通过CRC侧面了解他们是否愿意长期驻在科室并配合进行临床研究。选择对临床研究有高度兴趣且积极投入的主要研究者，对于入组工作的推动具有重要意义。

② 在入组阶段遇到困难时，可以邀请牵头单位的PI给入组情况不佳的中心打电话催促他们加快进程。此外，定期组织中期研究者会议，邀请入组情况好的中心的PI分享入组经验。将入组进展报告定期分发给各个中心，以便PI在科室学习交流时提醒研究者入组的紧迫性并熟悉关键的入选/排除标准。

③ 对中心入组进展缓慢的原因进行根本分析。如果是研究者不熟悉目标人群，应与他们一起深入查询和了解潜在受试者的信息。如果研究者对推荐受试者接受未上市的药物作为治疗方案存在担心，可以向他们分享药物的药理药效作用机制和前期疗效数据，强调中国创新药研发的进步需要敢于尝试的决心和努力。

2. 病源量

在临床试验的入组过程中，经常听到医生抱怨病源不足，似乎难以找到符合研究要求的受试者。但实际上，每个医院和科室都有潜在的病源，关键在于如何进行有效地挖掘。

（1）了解病源分布情况　需要了解病源都在哪里，是不是患者一来医院就直接进行常规临床治疗，导致都不符合入组标准。如是这样，需要对医生进行目

标人群培训，将入排小卡片发到医生手里，提醒他们推荐适合的受试者来进行筛选。

（2）跨科室寻找病源　需要关注其他科室的病源，通过主要研究者的资源，有可能了解其他科室的患者情况，看是否存在患者被分流到兄弟医院、分院或社区医院的情况。如有，需要前往这些医疗机构寻找患者，仔细发掘，以便找到真正的病源并促进入组。

（3）加强临床试验宣传　需要加大临床试验的宣传力度。患者去医院时，往往只会前往某个科室进行常规诊疗，可能没有机会接触到临床试验。因此，需要通过各种方式来宣传临床试验。比如在院内摆放易拉宝、贴海报、通过LED播放，微信公众号发布、转发等，甚至可以启用招募公司或招募平台来寻找患者。只有宣传到位，才能让更多人了解临床试验，从而扩大病源来源，促进入组。

二、影响临床试验入组速度的外部因素

1. 患者对临床试验的认可度

经过调研和分析，发现现状是患者在出现疾病后，往往不会立即想到参加临床试验，而是优先选择接受标准治疗。只有在标准治疗失败或经济出现困难时，才会考虑参加临床试验。另外，患者可能不知道有临床试验可以参加。无论是患者，还是家属，首要考虑的是安全性和疗效，只有确认获益大于风险，才会选择参加临床试验。

（1）提高患者对临床试验的认识度　社会各界应共同努力，消除公众对临床试验的误解和偏见，让普通老百姓更加了解和认识临床试验的重要性。通过各种渠道和方式宣传临床试验，包括临床试验日宣传、医院宣传、行业推广等，让患者了解到除了常规治疗外，还有临床试验可供选择。

（2）提高知情同意成功率　研究者在向受试者介绍知情同意书时，应体现专业性，具有耐心。例如，由主任级别的研究者与受试者沟通，能够使受试者更易接受并签署知情同意书。应详细向受试者介绍研究的目的、流程、可能的获益以及经济补贴等，确保受试者充分了解并自愿参与。在研究过程中，研究者及助理应定期跟踪受试者的病情，及时提醒他们前来医院接受观察和治疗。通过这种方式，可以提高受试者的依从性并加快入组进程。

（3）确保药物疗效和安全性　在临床试验的后期，药物的疗效很容易得到验

证。如果研究药物疗效显著，会口口相传，从而吸引更多的受试者参与试验。如果研究药物的疗效不够理想，规范的治疗、提前干预不良事件、指导用药可以提高受试者的用药依从性，减少研究者和受试者的担忧，降低脱落率。这样，研究者才能有信心继续推荐受试者参与临床试验，而受试者也能安心参与其中。

2. 竞争项目

一旦出现新的靶点，将会涌现大量竞争项目。面对竞争项目的出现，确保在激烈竞争受试者中立于不败之地。

（1）了解竞争项目　通过CDE平台、医院的招募广告或其他途径，尽量了解本中心存在的竞争试验类型及其入排标准。仔细分析竞争项目的相同点和差异，与研究者、研究护士和CRA/CRC分享对比结果。例如，年龄规定是否在同一范围内？疾病诊断要求是否一致？是否存在基因检测要求？对于抗肿瘤中药洗脱期时限是否一致？对这些问题分析得越细致，就越能找出本项目的优势并从竞争中脱颖而出。

（2）保持研究经费竞争力　在研究经费方面，应尽量保持与竞争对手相当的费用水平，甚至更优。研究者在选择推荐受试者时会对项目有所倾斜，因此具有竞争力的研究经费是决胜的关键。

（3）人力资源投入　鼓励CRA/CRC多拜访研究者，让研究者对项目的印象更深，更愿意给本项目推荐受试者。通过人力资源的投入，多方良好的互动，即便面临竞争项目的挑战，也能争取受试者愿意加入本研究。

3. 申办者的支持力度

据了解，许多申办者在临床研究方面的人力投入不足，其医学团队力量薄弱，对项目的支持度有限。这可能会导致项目的入组进度可能不尽如人意。相反，如果申办者高度重视项目并愿意投入大量资金支持入组，那么入组速度通常不会缓慢。

（1）精力投入　在入组困难时期，特别是在入组速度较慢的中心，如果申办者的总监、协调部或者医学经理能够亲自拜访研究中心，引起PI对入组的重视，将对促进入组起到重要作用。

（2）明确入组目标　申办者需要明确入组目标并落实到个人，重视入组进度沟通汇报，合理监控入组进度。在资源有限、存在诸多不确定因素和干扰因素的情况下，需要采取差异分析的策略并具备破釜沉舟的决心。

（3）经费投入　申办者可以通过设置入组奖励来激励研究人员和招募人员。对入组进度进行排名，表彰入组工作完成出色的CRA、CRC，并给予奖励。同时，对于入组进展不佳的中心，应共同分析存在的困难并梳理促进入组的途径和思路。

第三节・案例

一、案例分享

某国际多中心肿瘤项目，在没有招募公司介入的情况下，与其他两个同类竞争项目在筛选入组阶段同期进行。值得注意的是，该项目的入组标准相较于其他竞争项目更为严格。

通过研究者团队、申办者和SMO三方的协同努力，此项目实现了高效的入组进程。其筛选速度高达2.5，随机速度为1.4，入组完成进度比预期提前了6个月。

更突出的是，该项目中国的入组速度在国际多中心的临床试验中位列全球第一，比全球其他地区提前6个月完成入组。这一成果意味着中国为全球贡献了21%的入组量，并在170多个研究中心的全球项目中起到了引领作用。不仅如此，还加快了全球的整体入组速度。

二、案例分析

此项目相对于其他竞争项目有更严格的入组标准，可能提高了入组的受试者的质量，但同时也可能过滤掉更多的潜在受试者。

（1）高效筛选和随机化　该项目实现了高效的筛选和随机化，这得益于有效的入组策略、合适的筛选流程、及时的信息反馈以及研究者团队的熟练操作。

（2）“中国速度”　中国入组速度位列全球第一，比全球其他地区提前6个月完成入组。这一成果显示了中国研究者在临床研究领域的实力和效率。

（3）全球贡献　中国为全球贡献了21%的入组量，这充分显示了中国在全球临床研究中的重要地位。同时，这也意味着中国在此项目中起到了引领作用，为全球其他地区提供了榜样。

（4）协同努力　研究者团队、申办者和SMO三方的协同努力，CRC在入组前完成筛选期数据录入，CRA在随机前完成筛选期数据监查，无疑提高了入组的效率和准确性。他们之间的密切合作和信息共享，使得筛选和随机化过程得以流畅进行。

该案例高入组速率的成功经验表明，高效的受试者入组策略、合适的筛选流程、及时信息反馈以及研究者团队对方案筛选入组标准和入组流程熟练操作等因素均对入组效率具有重要作用。同时，研究团队密切的协同合作也是提高入组效率的关键。

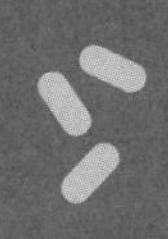

第八章

研究药物管理

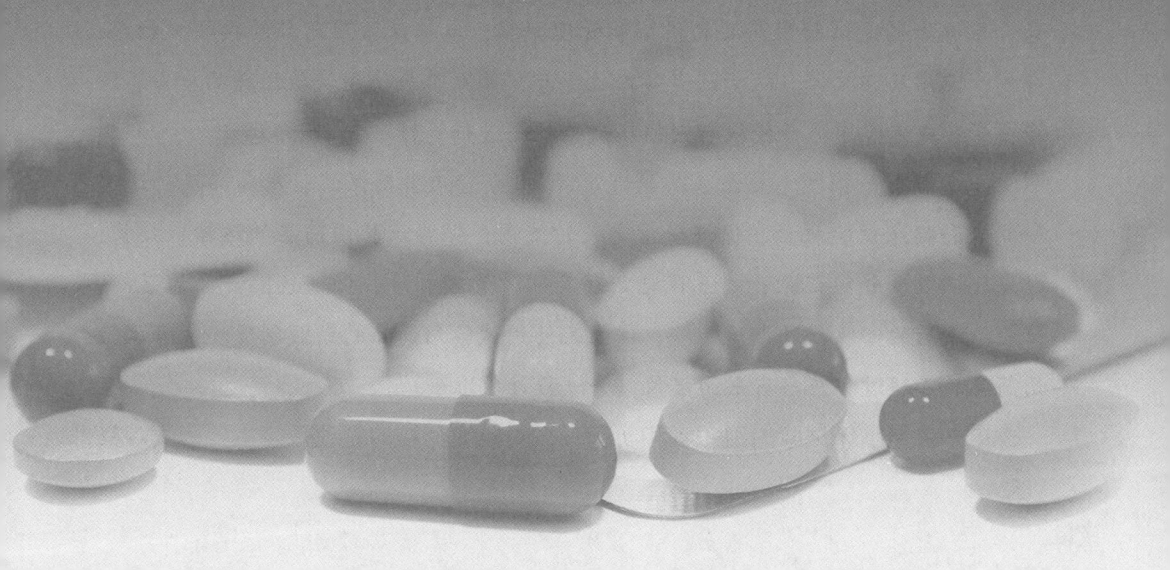

研究药物的管理是临床试验的重中之重。如果研究药物出现问题，其影响可能非常严重，甚至可能危及受试者的安全和整体疗效。因此，应确保研究药物管理的规范性、安全性和有效性。

在临床试验中，研究药物的管理涉及药物的生产、采购、贮存、发放、使用以及回收、销毁等方面，本章将阐述临床试验中研究药物管理的定义，阐述申办者、研究中心对研究药物管理过程以及研究药物在生产、运输、贮存、使用等过程可能存在的风险和应对措施。

第一节・研究药物管理的内容

研究药物管理是指在临床试验中，对药物的生产、采购、贮存、发放、使用以及回收、销毁等一系列过程进行规范化、标准化的操作。其目的是确保试验过程中药物的安全性与有效性，保障受试者的权益和安全，以及确保试验结果的科学、真实、可靠。

本节将从申办者和研究中心两个角度探讨研究药物管理的职责和具体操作流程，以期为研究药物管理提供有效的指导和支持。

一、申办者的职责

GCP第五章第四十五条（三）规定，“申办者应当向研究者和临床试验机构提供试验用药品的书面说明，说明应当明确试验用药品的使用、贮存和相关记录。申办者制定试验用药品的供给和管理规程，包括试验用药品的接收、贮存、分发、使用及回收等。从受试者处回收以及研究人员未使用试验用药品应当返还申办者，或者经申办者授权后由临床试验机构进行销毁。”

GCP第五章第四十五条（四）规定，“申办者应当确保试验用药品及时送达研究者和临床试验机构，保证受试者及时使用；保存试验用药品的运输、接收、分发、回收和销毁记录；建立试验用药品回收管理制度，保证缺陷产品的召回、试验结束后的回收、过期后回收；建立未使用试验用药品的销毁制度。所有试验用药品的管理过程应当有书面记录，全过程计数准确。”

申办者是临床试验的组织者和实施者，对研究药物的管理负有主要职责。具体而言，申办者需要负责以下方面：

（1）制定研究药物管理计划 申办者需要制定详细的研究药物管理计划，包括药物的采购、贮存、发放、使用以及回收销毁等具体操作流程和规范。

（2）生产或采购研究药物 申办者须确保研究药物的库存足够供给受试者，及时生产或采购研究药物。

（3）确保药物质量 申办者需确保研究药物的质量和安全性，包括药物的来源、质量检验、运输等环节。

（4）提供技术支持 申办者需要向研究中心提供必要的技术支持，包括药物的贮存和使用方法、不良反应的处理等。

（5）监督药物管理 申办者应对研究中心的药物管理工作进行监督和检查，确保各项管理措施的落实。

二、研究中心的职责

GCP第四章第二十一条规定研究者和临床试验机构对申办者提供的试验用药品有管理责任。

“（一）研究者和临床试验机构应当指派有资格的药师或者其他人员管理试验用药品。

（二）试验用药品在临床试验机构的接收、贮存、分发、回收、退还及未使用的处置等管理应当遵守相应的规定并保存记录。

试验用药品管理的记录应当包括日期、数量、批号/序列号、有效期、分配编码、签名等。研究者应当保存每位受试者使用试验用药品数量和剂量的记录。试验用药品的使用数量和剩余数量应当与申办者提供的数量一致。

（三）试验用药品的贮存应当符合相应的贮存条件。

（四）研究者应当确保试验用药品按照试验方案使用，应当向受试者说明试验用药品的正确使用方法。”

研究中心是临床试验的实施场所，对研究药物的管理也负有重要职责。具体而言，研究中心需要：

（1）遵守药物管理规范 研究中心应严格遵守国家和国际的药物管理规范和标准，制定并执行相应的药物管理制度和操作流程。

（2）保证药物规范管理 研究中心需确保研究药物的规范管理，防止药物在贮存和使用过程中受到损坏、超温、发霉、过期等。

（3）规范使用药物　研究中心应按照试验方案和相关法规规范使用研究药物，准确调配和分发给受试者，并做好记录。

（4）及时回收处理　研究中心应按照规定及时处理剩余药物，清点回收药物。

三、研究中心药物管理过程

《药品注册核查要点与判定原则（药物临床试验）（试行）》中对“试验用药品管理”的要求如下：

“1. 具有试验用药品的来源证明、检验报告和在符合GMP条件下生产的证明文件。

2. 研究者和临床试验机构指派有资格的药师或其他人员管理试验用药品。

3. 试验用药品的接收、贮存、分发、使用、回收、退还及未使用药品的处置（如授权销毁）等环节留有记录。

4. 试验用药品运输和储存过程中的条件符合方案要求。

5. 试验用药品的使用数量、剩余数量和其他情况（如丢失、授权销毁等）与申办者提供的数量一致。

6. 药品管理各项记录中的试验用药品批号与药检报告、总结报告等资料一致。

7. 研究者对生物等效性试验的临床试验用药品进行随机抽取，并按要求留样。

8. 临床试验用药品管理各环节的异常情况及时评估、处理、记录。”

试验药物管理中应注意：

（1）研究药物接收　研究中心应按照规定程序接收研究药物，并进行验收和记录。验收内容包括核对所收研究药物信息是否与运送清单及药检报告相符，核对本次接收研究药物外包装完整性，研究药物的编号和数量与本次寄送的运送清单是否一致，研究药物的生产批号、生产日期、有效期、产品规格与药检报告及运送清单是否完全一致。验收合格后，应将研究药物纳入研究中心的GCP药物管理系统或填写研究药物入库记录表。如申办者采用电子系统管理研究产品（如IWRS系统）接收到研究药物后须及时登录系统进行确认。

（2）研究药物存储　研究中心应按照药物性质和存储条件进行分类存放，确保药物在存储期间不发生质量变化。研究药物按编号顺序规律整齐放置于符合储存环境并上锁保存，不能放在公共区域。研究药物标签及摆放顺序合理，尽量保持标签朝外便于查找。如需冷藏，注意研究药物摆放于冰箱中间，不要靠壁。要定期对药物进行检查和维护，及时处理过期、损坏或不符合质量要求的药品。

（3）研究药物发放使用　根据研究方案的规定及研究者的医嘱或处方发放研究药物，与药品管理员对领取的研究药物进行再次核对，确认无误后填写研究药物出库记录表。发放使用过程中应记录好药物发放记录表，包括药品名称、规格、数量、使用时间、使用对象等信息，以备日后查阅和管理。

（4）研究药物回收销毁　在研究中心完成注射的研究药物通常会当场销毁，若需回收研究药物外包装，需要提前跟研究护士做好沟通。研究中心应及时回收剩余药品并进行登记，对过期、损坏或不符合质量要求的药品进行销毁处理，防止药品流失或被不正当使用。回收受试者剩余的药物，清点剩余药物数量，核对回收的药物批号、药物编号与发放的是否一致，计算服药依从性。妥善封存，待CRA和药品管理员清点确认后，填写研究药物回收和销毁记录表，双方签字后进行封箱处理。由CRA将双方确认的剩余及过期研究药物协调运回申办者或指定的第三方。

（5）研究药物文档　在研究药物管理过程中，应完整记录药物发放回收登记表、药物库存表、药物回收销毁表、收到申办者或第三方的回收及销毁记录后依据申办者和研究中心的要求妥善存档。在试验结束时把这些表格归档到研究者文件夹。

申办者和药品管理员，分别承担着不同的研究药物管理责任，但都需要严格遵守相关法规和标准，确保药物的全程管理与监督。通过制定严格执行操作流程、定期检查研究药物管理是否规范，可以有效地减少研究药物的质量隐患。

第二节・研究药物的风险识别

在整个研究药物管理过程中，都存在着各种潜在的风险，需要通过严格的风险识别和预防措施来加以应对。本节将针对研究药物的四个关键环节，即生产、运输、存储和使用，分别探讨其可能存在的风险，为研究药物各环节的管理提供有效的风险管理指导。

一、研究药物生产环节的风险

（1）硬件方面　临床试验药物厂房生产线未商业化，设备没有有效维护，物料管理混乱，出现卫生不符合GMP要求导致可能会出现交叉污染。

（2）软件方面　试验药物有效性未知，药物处方和生产工艺尚未完全明确，在生产过程中可能出现药物外观偏差，特别是安慰剂色泽与试验药物可能出现偏差。

（3）临床试验药物标签　标签设计不符合临床试验的要求，标签漏粘贴、漏临床试验专用标识、漏项目编号等。

（4）包装　在包装时药物粒数可能出现差异，出现药物粒数与包装粒数不符。

（5）供应　在快速筛选入组患者期间或者因其他因素影响，药物生产供不应求，库存短缺。

二、研究药物运输环节的风险

（1）运输期间未稳定维持温度，可能出现药物超温。

（2）运输期间未满足冷藏或者冷冻储存要求。

（3）可能缺少运输过程温度监控记录。

（4）运输途中，受设备故障、天气异常，或其他突发情况影响，运输超过时限。

三、研究药物存储环节的风险

（1）因为冰箱故障或者停电导致药物超温。

（2）需要冷藏的药物放在阴凉处保存。

（3）夏天温度太高超过常温药物的温度上限，冬天温度太低出现结冰。

（4）需要避光药物放在阳光折射的地方，导致出现光反应。

（5）因为药房搬迁或者管理不当导致药物遗失、药物超温。

四、研究药物使用环节的风险

（1）出现双盲试验药物破盲风险。

（2）出现药物发放错误，受试者用药错误。

（3）出现药物误服，被非临床试验受试者使用。

（4）出现未核对有效期，药物过期未被及时发现，使用过期药物。

（5）出现未及时清点药物，导致库存不足延迟发药。

（6）受试者体重变化超过方案规定的范围，导致用药剂量错误。

研究药物的风险管理是临床试验中不可或缺的一环，涉及多个关键环节。针对不同环节可能存在的风险，需要制定相应的预防措施，保障研究药物的安全性和有效性。通过研究药物管理职责和规范培训、加强设备维护监管、规范操作流程、严格温度控制、定期监测等措施，可以有效降低研究药物管理过程中的风险。

第三节 · 风险预防措施

研究药物在各个环节如果不做好风险防范，都有可能导致研究药物不可用。本节将提出生产、运输、存储、使用环节的风险预防措施。

一、生产环节

在生产环节，可能存在的风险包括原材料的质量不稳定、生产工艺不规范、质量控制不严格等。为预防这些风险，需要使用高质量的原材料，制定严格的工艺流程和质量控制标准，并进行定期的审核和监督。

二、运输环节

在运输环节，可能存在的风险包括研究药物损坏、丢失、混淆、超温等。为预防这些风险，需要使用可靠的运输公司，确保研究药物在运输过程中得到妥善包装和保护，同时进行实时温度监控和记录。

三、存储环节

在存储环节，可能存在的风险包括试验药物过期、超温等。为预防这些风险，需要确保药品存储环境符合规定要求，如温度、湿度、光照等，并定期进行库存检查和药物质量抽查。

四、使用环节

在使用环节，可能存在的风险包括给药错误、试验药物过期、分发错误等。为预防这些风险，需要制定详细的使用指南和核对制度，确保研究药物安全和准确无误地发放。

第四节・风险评估

在临床试验的药物管理过程中，为了确保研究药物的质量和安全性，需要提前进行风险评估，并制定相应的风险预防措施。

一、罗列研究药物风险管理清单

需要罗列研究药物风险管理清单，包括可能出现的风险项和对应的风险级别。这个清单应该包括研究药物的质量问题、储存不当、发放错误、使用记录回收不及时、销毁不当、药物丢失以及药物不良事件监测和报告机制不完善等方面的风险。

二、风险管理控制措施

需要针对每一种风险级别采取相应的风险管理控制措施。对于中等风险，需要进行风险监测，并定期进行风险评估；对于高风险和极高风险，需要采取风险响应措施，如修改研究药物管理流程、加强人员培训等，以降低风险发生概率。

在研究药物风险测评时，一旦发现中等风险、高风险或极高风险，需要及时采取相应的风险响应措施。加强研究药物质量监测以及控制、建立更加完善的研究药物储存、发放、回收和销毁体系等。

总之，在临床试验的药物管理过程中，需要提前做好风险评估和风险管理控制工作。对于不同级别的风险，需要采取相应的风险管理措施，确保研究药物的安全性和有效性。

第五节 · 案例

一、案例分享

某申办者，在一家研究中心开展了多项临床试验，同一个适应证也有新辅助、一线、二线的试验同时在开展，但是各个项目编号仅用其中的某个数字作为区别。

由于GCP药房空间有限，同一个申办者的药物都被放在同一个大冰箱，在同一个冰箱的同一层的架子放两个不同项目的药，冰箱里装药的框均是蓝色，只有项目编号作为简单区别，且药物外包装都是一样。

在某个节假日，有受试者进行随访，静脉用药配置中心上班时间缩短。B项目的CRC急忙去找药品管理员取药，慌忙中将A项目已上市的PD-1作为B项目的药物取出，双方进行药物名称、药物批号、药物有效期进行紧急核对后送至静配中心配置。

一周后A项目的CRC协助药品管理员清点库存时，发现A项目的药物库存不对，与药品管理员沟通后查看附近其他项目药物，发现A项目与B项目编号非常相似，研究药物相同，药品管理员通知B项目前来核对药物发放记录表，发现拿错了药。

二、案例分析

在该案例中，可以提前识别到以下风险：

① 同一申办者的药物方案编号相似，但未区分放置在不同冰箱中。这可能导致混淆和错误使用研究药物，增加了受试者用药错误的风险。

② 同一冰箱同一层的两个项目的研究药物未隔层分开存放，并且缺乏显著的区分标识。这可能会导致受试者接受错误的研究药物，甚至发生严重的不良反应。

③ 同一冰箱同一层的两个项目的药物存放框未使用不同颜色区分。这可能导致研究团队成员在取药时出现混淆，增加了药物发放错误的风险。

④ 在研究药物发放时，未根据处方仔细核对项目编号。这可能导致研究药

物错误发放给受试者，危及他们的安全和研究结果的准确性。

对于该案例，为了降低风险，应该加强研究药物管理的规范化和细致化。措施包括：研究药物编号的清晰区分；隔层分开存放药物并使用显著的区分标识；使用不同颜色的存放框来区分不同项目的研究药物。此外，对于研究药物的发放，应该进行严格的核对，确保正确的研究药物发放给正确的受试者。

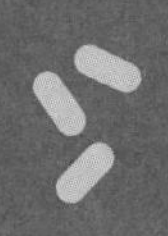

第九章

生物样本管理

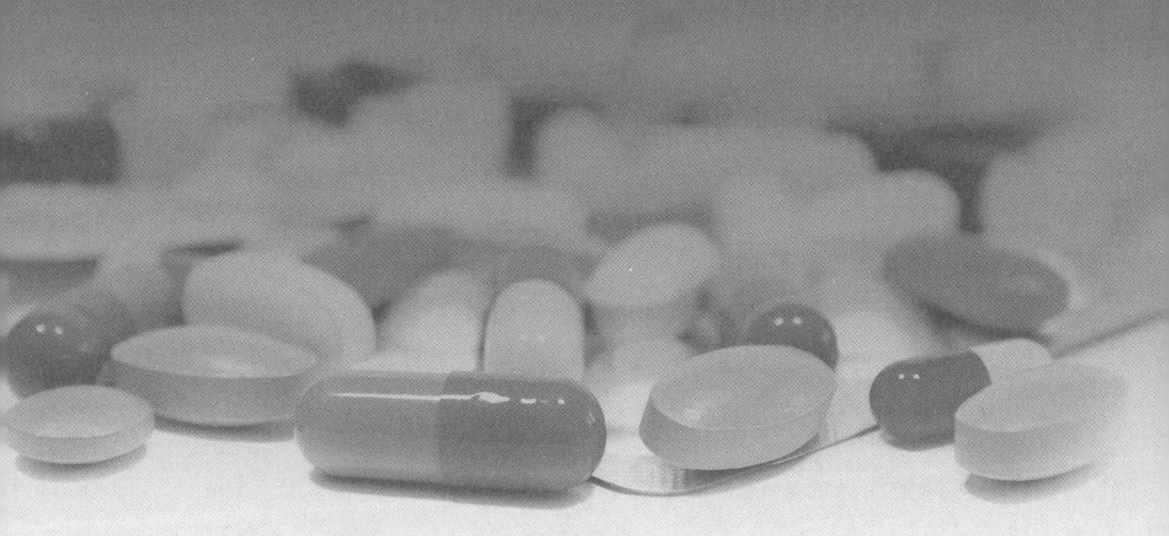

临床试验中的样本，包括本研究中心检测的样本和中心实验室检测的样本，本章侧重中心实验室生物样本管理。中心实验室的生物样本管理是一项极其严谨的工作，其主要目标在于保障生物样本的质量和有效性，从而为临床试验提供可靠的结果支持。

GCP第五章三十七条（二）规定，“涉及医学判断的样本检测实验室，应当符合相关规定并具备相应资质。临床试验中采集标本的管理、检测、运输和储存应当保证质量。”

第一节 · 中心实验室生物样本的可能错误与预防

在中心实验室的生物样本管理过程中，各种错误可能会频繁发生，包括中心实验室的采血管使用错误、样本标识错误、样本采集错误等。这些错误不仅会导致生物样本检测结果错误，也可能影响生物样本的准确性。

一、中心实验室生物样本管理中容易出现的错误

（1）样本采血管使用错误　药代动力学采血管使用了抗药抗体采血管，或者没有按照受试者编号顺序采集样本，导致样本采血管出错。

（2）样本标识错误　采集生物样本时，出现受试者的标签和样本采集表填写错误、漏写、混淆，导致无法准确识别生物样本的身份及相关信息。

（3）样本采集错误　采集生物样本时，发生样本采集方法错误，样本采集数量错误，样本处理不正确，出现溶血，需要空腹采血的没空腹采集，导致样本质量无法满足研究要求。

（4）样本留取量不足　无法达到样本检测的最低容量或最小重量，无法有效检测。

（5）样本离心不当　静置时间不达标，没有离心成功或者离心方法不当，导致未完全分离，样本不可用。

（6）样本存储条件不当　生物样本的存储条件如温度、湿度等不符合规定，导致生物样本的稳定性下降。

（7）样本交叉污染　在生物样本采集和处理过程中，发生交叉污染，导致样

本不可用。比如使用物流系统传输体液、大便等样本，因其有潜在的感染性，发生样本溅洒、溢漏，可能导致物流系统被污染和接触样本人员的感染。

（8）样本遗失或损坏 在生物样本的存储、处理、运输过程中，发生生物样本遗失或损坏，导致无法进行后续的分析检测。

（9）样本采集表填写错误 受试者编号填写错误、标签编号填写错误、采血访视点漏填、样品条码漏填、样品类型漏填等。

（10）快递错误中心实验室 A项目的样本被快递到B项目的中心实验室，导致样本不能正确接收，耽误检测时间。

（11）未通过遗传办批准即采集 涉及外方单位的，未通过遗传办批准，采集了中心实验室样本，并快递到中心实验室。

（12）未授权进行操作 研究护士未授权即进行了采血和生物样本采集表填写，CRC未授权即进行了样本离心和转运等。

（13）未按时邮寄 中心实验室生物样本未在要求的时限内邮寄，导致样本检测不及时或者中心实验室增加检测次数，申办者增加成本。

（14）样本采集包库存不足 试剂盒库存不足或已过期，未及时申请新的采集包。

（15）未存档温控记录 生物样本在运输到中心实验室的过程中，未及时把温度记录下载并打印存档，未存档温度计校准证书。

二、针对中心实验室在生物样本管理中发生错误的预防措施

（1）样本采血管：提前把生物样本采血管标签正确且完整地填写，采血前进行核对，检查填写无误后方可使用。

（2）样本采集 遵守采血的一般注意事项，不能在输液同侧手臂取血。找准取血部位，采血时间尽量缩短，止血带应用不超过30秒。分装试管时将血放到刻度，边放血边缓慢将试管混匀5～8次。

（3）预防溶血 采血时选择较大的血管；摇匀含添加剂的试管时用力温和；静脉穿刺的地方用酒精进行消毒，擦拭的酒精需要晾干后才能开始采血；为避免空气进入，注射器和针头要连接紧密。

（4）样本标识追踪 确保每个样本都有唯一的标识，并进行标签的受试者编号和访视周期核对验证，避免混淆受试者的样本，避免快递错误样本到中心实验室。

（5）样本储存设施 确保储存条件符合规定，例如适当的温度、湿度和防护

措施，避免样本出现超温导致稳定性下降。定期校验样本处理所涉及的设备，如离心机、温度计、冰箱等，确保设备正常运行且相关设备必须经过校准。

（6）样本记录　确保生物样本采集记录表和运输记录的完整性和准确性，受试者编号、采血周期、采血日期、采血时间、采集人签名和日期等填写完整和准确。提前核对采血管、样本申请单和受试者信息的一致性。

（7）培训和指导　生物样本采集人员熟悉正确的采集方法、处理和储存条件，并遵循标准操作程序操作；确保样本保管和快递人员，准确掌握中心实验室的快递和运输要求。

（8）采集表填写　核对采集表填写完整情况，填写完整，检查无误方可随样本运输到中心实验室。

（9）遵照指南　遵守相关法规和中心实验室操作手册，确保样本采集和管理过程符合法律法规和操作手册要求。

（10）授权与培训　需要先得到主要研究者在授权表的授权，接受过中心实验室生物样本的培训，才可进行相关操作。

（11）及时运输　应该按照申办者要求的时限，运输生物样本到中心实验室，及时进行检测并跟踪获取中心实验室报告。

（12）核对采集包库存　定期核对样本采集包有效期及数量，如库存不足应及时申请，避免出现因样本采集包供应不足无法按照方案要求完成受试者样本采集的情况。

（13）温控记录存档　每次生物样本运输到中心实验室，应及时跟物流公司要本次标本运输的温度记录，要对应温度计的校准证书，避免超温现象发生。

中心实验室的生物样本管理中的错误可能会给疗效结果带来影响，因此，采取预防措施是非常有必要的。从采血管的正确使用到样本采集的规范操作，再到严谨的样本储存和记录，每一个环节都需要高度的注意和专业的操作。通过培训、建立生物样本标准操作程序、加强监督管理等手段，可以有效地预防中心实验室生物样本错误的发生。

第二节 · 中心实验室生物样本的采集与保存

本节将探讨中心实验室在生物样本采集和保存中的关键步骤，以提高中心实验室生物样本的质量和可追溯性。

一、中心实验室如何正确采集生物样本

（1）充分的准备工作　在采集生物样本之前，所有必要的材料准备就绪，包括样本容器、采集工具、消毒剂、手套、口罩等。

（2）遵循标准操作程序　熟悉和遵守中心实验室生物样本的标准操作程序和采集指南，确保采集过程的一致性和准确性。

（3）采集前准备　在样本采集前，与受试者进行充分的沟通和解释，说明生物样本的采集过程、目的和可能的不适感。

（4）个人卫生和消毒　研究护士应注意个人卫生，包括洗手、佩戴手套和口罩，以避免生物样本污染和交叉感染。

（5）选择适当的采集方法　根据所需的样本类型和采集目的，根据中心实验室操作手册选择适当的采集方法，如血液采集、尿液采集、唾液采集等，并确保熟悉相应的技术指南和操作步骤。

（6）采集过程控制　确保生物样本采集过程的控制和规范，包括采集工具的正确使用、采集区域的准确选择和样本采集量的控制。按照已进行标注的样本采集包及采血管对受试者进行采血，避免同一时间多人采血造成混淆。密集采血时注意留置针的使用，避免发溶血，发生特殊情况时及时按照方案或/和实验室操作手册要求处理。

（7）样本标识　在采集时，确保每个样本都有唯一的标识，例如使用条形码、受试者编号或标签，并与受试者的身份和相关信息相对应。

（8）样本储存和运输　在采集后，核对并了解不同访视的采集包内采血管的数量及类型经过处理后运送至中心实验室的样本数量及类型。根据生物样本类型和要求，采取适当的储存和运输方法，保证生物样本的稳定性和完整性。

（9）文档记录　及时记录生物样本采集表，记录采集信息、日期、时间和相关细节，并确保数据的完整性、准确性。

（10）遵守伦理和法规要求　在生物样本采集过程中，严格遵守伦理准则和法律法规要求，保护受试者的权益和隐私。

二、中心实验室如何保存生物样本

（1）标识和记录　在采集样本后，确保每个样本都有唯一的标识符，例如受

试者编号或标签、采集日期、研究访视周期等。将生物样本信息记录在采集表中，包括受试者姓名、受试者编号、采集日期、采集时间点、采集管数、采集者姓名等。

（2）样本处理　根据生物样本类型和中心实验室操作要求，进行处理，如静置、离心、分装、分层等。样本离心时注意配平，以防样本放置不平衡造成样本损毁或者影响离心机的运行。样本离心过程中注意离心转速、单位均应符合实验室操作手册的要求。在处理过程中，保持样本的完整性和稳定性，避免污染和损坏。

（3）选择合适的储存管　根据样本类型和储存要求，选择项目组提供的对应储存管，确保储存管具有足够的密封性和耐受性。

（4）储存条件　根据生物样品的性质和中心实验室手册要求，选择适当的储存条件。常见的储存条件包括冷藏、冷冻和常温储存。在设定储存条件时，温度、湿度和光源等参数需要符合中心实验室要求。

（5）储存设备和区域　将生物样本放置在专用的储存冰箱或区域中，如冷藏库、冷冻库或样本架。储存设备和区域具备稳定的温度和湿度，并进行定期的维护和监测。样本放置是否符合实验室操作手册要求，管帽有无拧紧，是否出现液体遗漏等现象。

（6）记录和追踪　详细记录每个生物样本的存储信息，包括存储日期、存储位置。建立样本追踪系统，能够追溯每个样本的使用和转移记录。

（7）安全性和保密性　保证生物样本的安全性和保密性，采取适当的安全措施，限制未经授权人员的访问，并确保样本信息的安全性和保密性。

（8）质量控制　对生物样本管理人员进行培训，确保其了解正确的生物样本的采集和保存操作步骤和质量控制要求。

中心实验室在生物样本采集与保存中的规范操作是生物样本检测结果准确的重要保障。通过充分的准备工作、严格的采集过程控制、适当的样本储存条件以及严格的质量控制和追踪，能够有效管理和保护中心实验室生物样本的完整性和稳定性。

第三节・中心实验室生物样本的运输与结果跟进

生物样本安全运输到中心实验室并及时跟进中心实验室的结果是保证样本检测结果可靠性的关键步骤之一。本节将重点探讨如何安全运输生物样本到中心实验室，以及如何及时跟进中心实验室结果的策略和方法。

一、如何安全运输生物样本到中心实验室

（1）适当的温度控制　根据中心实验室手册对样品的特性和要求，选择适当的温度控制方法。对于温度敏感的样品，采用恒温箱、冰袋或冷冻包装材料来维持低温状态。对于温度要求较高的样品，可以采用保温材料或热盒来维持适宜的温度。

（2）保护样本的稳定性　在生物样本运输过程中，采取措施保护生物样本不受震动的影响。建议使用适当的包装材料和填充材料来维持稳定性。

（3）样本运输　了解中心实验室操作手册中对物流的预约方式、运送地址、应急联系方式等信息。样本运送前提前预约物流，并告知样本运送的条件，如冷链或者常温运送等。运送前再次核对样本是否准确，如核查有无空管、区分主要生物样本和备份样本是否分开放置。存档物流运输单，如是热敏纸应该复印存档。

（4）避免冷冻循环　对于需要冷冻保存的生物样本，在运输过程中要避免融化。采用冷冻包装材料和干冰等方法，确保样本保持冷冻状态。

（5）生物样本保护和密封　使用合适的样本容器和密封材料，确保生物样本不被污染和漏出。确保样本容器具有足够的密封性和耐用性，防止样本在运输过程中损坏。

（6）监测和记录　在生物样本运输过程中，定期记录生物样本的温度和其他相关参数。确保温度控制在规定的监测范围内，并记录生物样本运输过程中出现的任何异常情况。打印运输期间的温度记录存档，存档温度计校准证书。

（7）运送频率　严格按照实验室操作手册对于样本运送的要求运送样本。需要注意的是，应避开节假日进行样本运送，特殊情况应提前联系中心实验室或/和物流。除了关注中心实验室在节假日期间对于样本接收的要求外，还需注意中心实验室对于样本接收是否有特殊要求，如空运样本周五不建议寄出等。

（8）紧急情况计划　制定针对紧急情况的计划，如交通问题或突发事件等。确保能够及时采取措施，保护中心实验室生物样本不被污染。

二、如何及时跟进中心实验室结果

（1）建立生物样本接收、处理、分析、报告等环节的时间表，确保及时获取

检测结果。

（2）对生物样本进行全程监控，及时发现生物样本在运输到中心实验室后是否已出检测报告，如发现超过约定时间未见中心实验室结果的，应追踪生物样本有无丢失。

（3）建立生物样本质量监控体系，对样本采集、转运、保存、冷链运输、温度监控等环节进行实时跟进，及时存档报告记录。

三、如何管理中心实验室生物样本文档

（1）建立完整的生物样本文档管理体系，包括样本采集、处理、储存、运输等记录。确认实验室仪器设备符合试验方案要求，收集相关校准证书/证明。物流底单、样本采集申请单、其他特殊寄送清单等热敏纸文件研究中心均须保留一份复印件。

（2）建立专业的文档管理，对生物样本的文档进行分类、归档、检索等操作。采集包的编号一般由项目编号+中心编号+流水号组成。

（3）跟进报告完整性，研究中心按照受试者编号、随访周期、样本类型等，定期对中心实验室的报告进行检查和更新，确保中心实验室报告的完整性。及时跟进样本检测结果，并打印请研究者签署后保存。

通过严格遵守中心实验室操作手册，确保生物样本在采集、离心、处理、储存、运输等环节的质量和完整性，同时，及时跟进中心实验室的结果并存档报告，有助于确保试检测结果的可靠性。只有这样，才能为临床试验提供可靠的检测结果数据支持。

第四节 · 案例

一、案例分享

某中心在一天内同时对三位受试者进行治疗随访，并提前一天填写了中心实验室采血管的标签。然而，在采集样本时，发现采血管混淆了。当样本被快递给中心实验室时，发现转运单上的受试者编号与检测管上的受试者编号无法对应，因此无法准确出检测报告。

二、案例分析

① 在采集样本时，没有对样本进行正确的标识和记录。这是由于工作的疏忽或者缺乏必要的流程指导。应按照已进行标注的样本采集包及采血管对受试者进行采血，避免同一时间多人采血造成混淆。应提醒研究护士不同的采血管的先后顺序及特殊情况。

② 填写的转运单上的受试者编号和检测管上的受试者编号不一致，这表明在样本采集、处理和记录的过程中出现了错误。

③ 由于样本管混淆，导致无法获得准确的检测报告，直接影响了临床试验的进程和受试者的治疗。

④ 如果发现样本混淆，应当立即采取补救措施，例如重新采集样本或进行纠正。同时，应当对相关人员进行培训和采取预防纠正措施，以避免类似事件再次发生。

对于临床试验来说，中心实验室生物样本采集的准确性和存储保管的可靠性是检测结果准确的基础，这有助于保障患者的权益和试验的科学性。

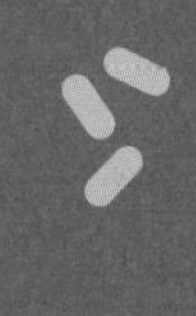

第十章

文档管理

临床试验文档管理是临床试验资料完整性和准确性的关键环节。文档管理涵盖了研究者文件夹管理和受试者文件夹管理两个关键方面。

GCP第一章第七条规定，“所有临床试验的纸质或电子资料应当被妥善地记录、处理和保存，能够准确地报告、解释和确认。应当保护受试者的隐私和其相关信息的保密性。”

研究者文件夹管理涉及对研究者资质文件、伦理审查材料、各种递交回执、指南性文件、操作手册以及合同等资料的系统化整理和保存。这些文档对于评估研究者的专业能力和试验的合法性不可或缺。研究者文件夹管理需确保资料的完整性和准确性，以便在试验申请、审查和实施过程中进行准确的评估和监督。

受试者文件夹管理是指在临床试验中，对受试者的相关文档和资料进行系统性地收集、整理和存储的过程。这些文档应包括受试者的基本信息、身份证复印件、既往病史记录、诊断结果、既往治疗记录、知情同意书、参加临床试验的随访记录以及实验室检查结果等。为确保资料的完整性、准确性和可追溯性，受试者文件夹管理需遵循严格的规程。

另外，整个临床试验过程中，文件受控是关键。《药物临床试验 源数据管理·广东共识（2023版）》提到，“作为源文件的纸质记录（记录本、记录纸）应进行受控管理，表格进行版本控制。记录过程中如有版本更新，应确保使用的试验文件的版本为最新版，未使用过的废止的旧版本文件应独立管理，避免出现在临床试验现场。源文件记录更改应保持原有信息清晰可辨，注明修改人姓名修改日期和理由。”

第一节・研究者文件夹的管理

研究者文件夹管理是临床试验文件质量的核心环节，这一过程涵盖了收集、记录、存储和管理试验过程中产生的所有文件、报告、确认函等。有效的研究者文件夹管理能够显著提高临床试验的质量和可靠性。临床试验的成功与否往往取决于文件夹管理的效率与规范程度，因此应充分认识到研究者文件夹管理的重要性。

研究者文件夹是用于存储和管理与试验相关的各种文档和信息的文件夹。这些文件夹通常由临床试验的研究团队进行维护，包含了关于临床试验设计、实施、监督及研究者资质等的全方位信息。

研究者文件夹应该在研究中心启动会前建立。研究者文件夹目录可以根据研究中心、申办者/CRO或公司文档管理要求制定。研究者文件夹必须保存在指定的可上锁的防火防水防虫害的文件柜，未授权人员不得接触。

CRC在CRA的指导下及时更新整理研究者文件夹中的文件资料，CRA需及时提供适用的研究文件给CRC，并在监查过程中需对研究者文件夹的完整性和一致性进行核实。

一、包含内容

（1）研究者手册　包括与试验药物相关的不良反应，最新的研究结果、对人体可能的损害等。

（2）研究方案及修订版本　试验的详细内容，包括研究背景、目的、方法、纳入排除标准、结果评估等。

（3）知情同意书　包括试验相关信息的书面说明，以及受试者或参与者签署的同意书。

（4）受试者招募广告　包括招募的对象、招募的形式、招募的联系方式等。

（5）数据录入指南　包括受试者的基本信息、研究数据的记录以及各种疗效指标的录入要求等。

（6）研究团队的资质和培训记录　包括研究团队成员的资质证明和培训记录，以确保他们具备进行试验的资格和能力。

（7）授权表　包括PI对研究团队的授权，授权项是否正确，被授权人员是否签字。

（8）试验药物记录　包括试验药物或治疗措施的说明、储存、分配、使用和记录等。

（9）操作手册　包括实验室操作指导手册、中心影像手册等。

（10）医学实验室资质　包括各项实验室检查正常值范围、有效期等，实验室资质和试验仪器设备校准证书的更新。

（11）保险文件　确保受试者发生与临床试验相关的损害时，可获得的赔偿。

（12）研究合同　包括与研究者和医院签署的合同，CRC协议等。

（13）试验过程和监控记录　包括试验过程中的所有监控和记录，以确保试验过程的可追溯性和质量。

（14）伦理委员会审批文件　包括同意临床试验开展的批件、临床试验开展过程中的各种书面审批文件，备案递交相关文件等。

（15）严重不良事件报告　包括任何试验期间产生的严重不良事件的记录和报告。

（16）试验结束和结果报告　包括试验结束时的总结报告和结果分析报告等。

二、管理过程中常见问题与注意事项

（1）文件缺失　研究者文件夹中缺少所需的文件，例如缺少方案、缺少方案签字页、缺少知情同意书、缺少授权表、缺少研究者资质和利益冲突说明、缺少财务纰漏表、缺少伦理批件等，导致研究者文件夹的文件严重缺失。应及时在研究者文件夹完整存档相关文件。

（2）文件无序　研究者文件夹中的文件未按照规定的分类存放，缺乏清晰的结构和文件索引目录。研究者文件夹应该按目录进行分类和存储，方便查阅和检索。需要确保授权管理文件人员参加研究者文件夹管理的培训，并且有详细的指南来说明如何存放归档和更新文件。

（3）更新不及时　临床试验过程中的修订版本文件未及时提供，导致团队成员使用过时的版本进行操作流程参考，导致方案实施时研究人员不能及时获得更新信息、造成方案违背。如有方案和指南性文件更新，应及时在文件夹存档新版本。

（4）权限管理问题　未正确设置研究者文件夹的访问权限和控制，导致未授权的人员访问了文件夹，造成试验信息泄露或不当操作。研究者文件夹应该是受保护的，只有授权的人员才能访问。

（5）缺乏版本控制　对于重要的文件，比如知情同意书、方案、研究者手册、受试者日记卡等缺乏版本控制，难以追踪和管理文件的修订和版本更替过程，导致版本混乱和信息不一致。研究者文件夹的重要文件应进行版本控制。

（6）文档审核不及时　未定期进行研究者文件夹管理的审核，无法及时发现问题并进行纠正，比如授权表授权开始日期在同一个页面有多个不同日期同时错落出现、校准证书过期未及时收集、护士资格证过期未及时收集新注册的证书等，从而导致研究者文件夹的存档质量差。应及时审核并归档研究者文件夹资料。

（7）培训和意识提高不足　研究团队成员缺乏研究者文件管理制度和流程的培训，或对文件安全和保密缺乏充分的意识，导致有泄露敏感信息的风险。对于试验相关的重要文件和资料，例如研究方案、知情同意书、伦理审查批件、研究合同、受试者鉴认代码表等，应该有专门的夹子，并有可上锁的文件柜存储，以确保这些文件的安全。

三、研究者文件夹目录

GCP“第八章必备文件管理”第七十八条规定，“*必备文件是申办者稽查、药品监督管理部门检查临床试验的重要内容，并作为确认临床试验实施的真实性和所收集数据完整性的依据。*”一般情况下，根据GCP要求，用于申请药品注册的临床试验，必备文件应当至少保存至试验药物被批准上市后5年；未用于申请药品注册的临床试验，必备文件应当至少保存至临床试验终止后5年。如临床试验协议中已明确规定更长保存年限时或达到GCP规定的年限后申办者要求研究中心保留更长的时间，双方需协商约定后续的保存方式、费用支付方式及销毁规定。因此在临床试验进行过程中，所产生的文件，应该按照要求存档和存放，必要时按照统一目录进行保存和存档，以便利于检索。

《药物临床试验必备文件保存指导原则》中对必要文件要求如表10-1～表10-3。

表10-1　临床试验准备阶段的必要文件

序号	保存文件	目的	归档在	
			研究者/研究机构	申办者
1	研究者手册	证明申办者已将与试验药物相关的、最新的科研结果和临床试验对人体可能的损害信息提供给了研究者	×	×
2	已签字的临床试验方案（含修正版）、病例报告表样本	证明研究者和申办者同意已签字的临床试验方案、方案修正案、病例报告表（CRF）样本	×	×
3	提供给受试者的信息（样本） —知情同意书（包括所有适用的译文） —其他提供给受试者的任何书面资料 —受试者的招募广告（若使用）	证明知情同意证明受试者获得内容及措辞恰当的书面信息，支持受试者对临床试验有完全知情同意的能力证明招募受试者的方法是合适的和正当的	× × ×	× × ×
4	临床试验的财务合同	证明研究者和临床试验机构与申办者之间的有关临床试验的财务规定，并签署合同	×	×
5	受试者保险的相关文件（若有）	证明受试者发生与试验相关损害时，可获得补偿	×	×

续表

序号	保存文件	目的	归档在	
			研究者/研究机构	申办者
6	参与临床试验各方之间签署的研究合同（或包括经费合同），包括: —研究者和临床试验机构与申办者签署的合同 —研究者和临床试验机构与合同研究组织签署的合同 —申办者与合同研究组织签署的合同	证明签署了合同	× ×	× ×（必要时） ×
7	伦理委员会对以下各项内容的书面审查、同意文件，具签名、注明日期 —试验方案及其修订版 —知情同意书 —其他提供给受试者的任何书面资料 —受试者的招募广告（若使用） —对受试者的补偿（若有） —伦理委员会其他审查，同意的文件（如病例报告表样本）	证明临床试验经过伦理委员会的审查、同意。确认文件的版本号和日期	×	×
8	伦理委员会的人员组成	证明伦理委员会的人员组成符合GCP要求	×	×
9	药品监督管理部门对临床试验方案的批准、备案	证明在临床试验开始前，获得了药品监督管理部门的批准、备案	×	×
10	研究者签名的履历和其他的资格文件 经授权参与临床试验的医生、护士、药师等研究人员签名的履历和其他资质证明	证明研究者有资质和能力完成该临床试验，和能够对受试者进行医疗监管 证明参与研究人员有资质和能力完成承担该临床试验的相关工作	×	×
11	在试验方案中涉及的医学、实验室、专业技术操作和相关检测的参考值和参考值范围	证明各项检测的参考值和参考值范围及有效期	×	×
12	医学、实验室、专业技术操作和相关检测的资质证明 —资质认可证书 —资质认证证书 —已建立质量控制体系和/或外部质量评价体系 —其他验证体系	证明完成试验的医学、实验室、专业技术操作和相关检测设施和能力能够满足要求，保证检测结果的可靠性	×（必要时）	×
13	拟定的研究产品的包装盒标签样本	证明试验用药品的标签符合相关规定，向受试者恰当地说明用法		×
14	试验用药品及其他试验相关材料的说明（若未在试验方案或研究者手册中说明）	证明试验用药品和其他试验相关材料均给予妥当的贮存、包装、分发和处置	×	×

续表

序号	保存文件	目的	归档在	
			研究者/研究机构	申办者
15	试验用药品及其他试验相关材料的运送记录	证明试验用药品及其他试验相关材料的运送日期、批编号和运送方式。可追踪试验用药品批号、运送状况和可进行问责	×	×
16	试验用药品的检验报告	证明试验用药品的成分、纯度和规格		×
17	盲法试验的揭盲规程	证明紧急状况时，如何识别已设盲的试验药物信息，并且不会破坏其他受试者的盲态	×	×（第三方，若适用）
18	总随机表	证明受试人群的随机化方法		×（第三方，若适用）
19	申办者试验前监查报告	证明申办者所考察的临床试验机构适合进行临床试验		×
20	试验启动监查报告	证明所有的研究者及其团队对临床试验的流程进行了评估	×	×

表10-2　临床试验进行阶段的必要文件

序号	保存文件	目的	归档在	
			研究者/研究机构	申办者
1	更新的研究者手册	证明所获得的相关信息被及时反馈给研究者	×	×
2	对下列内容的任何更改： —试验方案及其修订版，病例报告表 —知情同意书 —其他提供给受试者的任何书面资料 —受试者招募广告（若使用）	证明试验期间，生效文件的修订信息	×	×
3	伦理委员会对以下各项内容的书面审查、同意文件，具签名、注明日期 —试验方案修改 —下列文件修订本 —知情同意书 —其他提供给受试者的任何书面资料 —受试者招募广告（若使用） —伦理委员会任何其他审查，同意的文件 —对临床试验的跟踪审查（必要时）	证明临床试验修改和/修订的文件经过伦理委员会的审查、同意。确认文件的版本号和日期	×	×
4	药品监督管理部门对试验方案修改及其他文件的许可、备案	证明符合药品监督管理部门的要求	×（必要时）	×

续表

序号	保存文件	目的	归档在	
			研究者/研究机构	申办者
5	研究者更新的履历和其他的资格文件	证明研究者有资质和能力完成该临床试验，且能够对受试者进行医疗监管	×	×
	经授权参与临床试验的医生、护士、药师等研究人员更新的履历和其他资质证明	证明参与研究人员有资质和能力完成承担该临床试验的相关工作	×	×
6	更新的医学、实验室、专业技术操作和相关检测的参考值和参考值范围	证明各项修订的检测的参考值和参考值范围	×	×
7	更新的医学、实验室、专业技术操作和相关检测的资质证明 —资质认可证书 —资质认证证书 —已建立质量控制体系和/或外部质量评价体系 —其他验证体系	证明完成试验的医学、实验室、专业技术操作和相关检测设施和能力能够满足要求，保证检测结果的可靠性	× （必要时）	×
8	试验用药品及其他试验相关材料的运送记录	证明试验用药品及其他试验相关材料的运送日期、批编号和运送方式。可追踪试验用药品批号、运送状况和可进行问责	×	×
9	新批号试验用药品的检验报告	证明试验用药品的成分、纯度和规格	×	×
10	监查访视报告	证明监查员的访视和监查结果		×
11	现场访视之外的相关通信、联络记录 —往来信件 —会议记录 —电话记录	证明有关临床试验的管理、方案违背、试验实施、不良事件的报告等方面的共识或重要问题的讨论	×	×
12	签署的知情同意书	证明每个受试者的知情同意是在参加临床试验前，按照GCP和临床试验方案的要求获得的	×	
13	原始医疗文件	证明临床试验中采集受试者数据的真实性和完整性。包括受试者与试验相关的所有源文件、医疗记录和病史	×	
14	已签署研究者姓名、记录日期和填写完整的病例报告表	证明研究者或研究团队的人员已确认病例报告表中填写的数值	× （复印件）	× （原件）
15	病例报告表修改记录	证明所有的CRF在首次填写记录后，进行的任何修改记录	× （复印件）	× （原件）
16	研究者向申办者报告的严重不良事件	研究者致申办者严重不良事件的报告，及其他相关问题的报告	×	×
17	申办者或者研究者向药品监督管理部门、伦理委员会提交的可疑且非预期严重不良反应及其他安全性资料	申办者或者研究者向药品监督管理部门、伦理委员会提交的可疑且非预期药物严重不良反应及其他安全性资料	× （必要时）	×

续表

序号	保存文件	目的	归档在	
			研究者/研究机构	申办者
18	申办者向研究者通报的安全性资料	申办者向研究者通报的安全性资料	×	×
19	向伦理委员会和药品监督管理部门提交的阶段性报告	研究者向伦理委员会提交的进展报告；申办者向药品监督管理部门提交的进展报告	×	×（必要时）
20	受试者筛选表	证明进入试验前筛选程序的受试者身份	×	×（必要时）
21	受试者鉴认代码表	研究者和临床试验机构要保存所有入选试验的受试者的名单及其对应的鉴认代码表，以备研究者和临床试验机构对受试者的识别	×	
22	受试者入选表	证明临床试验的受试者是按照时间先后顺序依次入组	×	
23	试验用药品在临床试验机构的登记表	证明试验用药品是按照方案使用的	×	×
24	研究者职责分工及签名页	证明所有参加临床试验研究人员被授权的职责和签名样张，包括填写或修正病例报告表人员的签名	×	×
25	体液/组织样本的留存记录（若有）	证明重复分析时，留存样本的存放位置和标识	×	×

表10-3　临床试验完成后的必要文件

序号	保存文件	目的	归档在	
			研究者/研究机构	申办者
1	试验用药品在临床试验机构的登记表	证明试验用药品按照试验方案要求使用 证明在临床试验机构所接收的试验用药品的最终计数，包括发放给受试者的计数，从受试者回收的计数，和返还给申办者的计数	×	×
2	试验用药品销毁证明	证明未被使用的试验用药品，由申办者销毁，或临床试验机构销毁	×（若在试验机构销毁）	×
3	受试者鉴认代码表	记录所有入组受试者信息的编码表，以便后续随访时使用。编码表应当保密并存放至约定时间	×	

续表

序号	保存文件	目的	归档在	
			研究者 / 研究机构	申办者
4	稽查证明（若需要）	证明进行过稽查		×
5	试验结束监查报告	证明临床试验所有的工作已完成，试验结束；临床试验必备文件保存妥当		×
6	试验分组和揭盲证明	将所有发生过的揭盲证明返还给申办者		×
7	研究者向伦理委员会提交的试验完成文件	证明试验的完成	×	×
8	临床试验总结报告	证明临床试验的结果和解释	×	×

第二节・受试者文件夹的管理

通过科学、有效的受试者文件夹管理，能够妥善保存并追踪受试者的原始资料。受试者文件夹管理不仅对于记录和管理临床试验结果具有极高的价值，同时也是保护受试者权益和隐私的关键环节。本节将探讨如何在临床试验中实施有效的受试者文件夹管理。

受试者文件夹是一份汇集了受试者参与临床试验过程中产生的各类资料的重要文件夹，也就是源文件。GCP“第二章术语及其定义”第十一条（三十一）指出，“源文件，指临床试验中产生的原始记录、文件和数据，如医院病历、医学图像、实验室记录、备忘录、受试者日记或者评估表、发药记录、仪器自动记录的数据、缩微胶片、照相底片、磁介质、X 光片、受试者文件，药房、实验室和医技部门保存的临床试验相关的文件和记录，包括核证副本等。源文件包括了源数据，可以以纸质或者电子等形式的载体存在。”

受试者文件夹通常存档受试者参加临床试验的原始资料，如身份证复印件、试验过程中的原始病历记录、临床试验相关的检验结果、检查报告、研究过程中的药物发放记录、不良事件记录、合并用药记录等关键数据。通过受试者文件夹，研究者和申办者能够获取受试者完整的真实信息，从而更好地评估药物的疗效和安全性。

一、重要性

受试者文件夹管理的重要性不容忽视，进行受试者文件夹管理，有助于确保受试者的个人信息安全，受试者文件夹应采用严格的措施防止受试者隐私信息泄露，进行受试者文件夹管理能确保原始资料的完整性。

二、受试者文件夹包含资料和记录要点

（1）受试者鉴认代码表　包括受试者的个人信息，如姓名、年龄、性别、联系方式、住址等，注意确认鉴认代码表填写是否完整。

（2）受试者筛选入选表　包括入组的关键信息和出组的记录，注意确认是否入组，注意确认筛选失败原因，如提前退出注意确认退出原因。

（3）知情同意书　详细说明试验的目的、过程、可能的风险和获益，以及受试者的权利和同意参与临床试验的意愿。

保证知情过程记录的完整性和准确性，例如，知情同意书签署时，受试者提出的问题，研究者回答的记录；知情同意书填写是否正确及完整，如涉及监护人、公正见证人是否收集了他们身份证信息，他们签字是否正确；知情同意书中日期是否准确记录。如有版本更新，研究者应及时与患者沟通新版知情同意，及时签署并归档新版知情同意书。

（4）病历记录　包括受试者的疾病史、手术史、药物使用史以及其他与试验相关的医疗信息。

（5）实验室检查结果　包括受试者的血常规、血生化、肝功能、凝血功能、甲状腺功能等检查，这些结果可以用来评估受试者的健康状况。

（6）诊断报告　包括受试者影像报告和肿瘤评估表，有助于确定受试者是否符合试验的入选标准。肿瘤评估表还需要检查研究者填写是否正确并完整，部位描述是否具体，疗效评估是否正确。

（7）生物样本　涉及的中心实验室生物样本的采集、处理、保存、运输、交接的流程和记录是否完整，保证每个生物样本具有易识别的唯一性标识，不能混淆，并保存生物样本采集储存记录。如生物样本离心运输表格版本有更新，须及时使用新的版本进行记录。

（8）治疗方案和药物记录　包括受试者接受的治疗方案、试验药物使用记录

和对症治疗等。

（9）不良反应记录　包括受试者在试验期间发生的任何不良反应或并发症的记录，记录发生日期、转归日期、与试验药物的因果关系等，保证相关性判断的一致性，保证不良事件的持续跟踪至最终转归。

（10）观察记录　包括受试者参加临床试验期间的观察记录，如生命体征监测、体格检查等，住院病历应检查生命体征检测的时间点记录是否正确。

（11）随访记录　包括受试者参与临床试验后的随访记录，检查AE、SAE、合并用药的记录信息是否完整，研究者对AE/SAE的收集、判断和记录，以评估临床试验的效果和安全性，SAE向监管部门、伦理、申办者等汇报的及时性，文件的准确性。

（12）肿瘤评估　肿瘤项目，会涉及肿瘤评估表的填写，每次肿瘤评估需要及时找授权的影像医师进行评估，如肿瘤评估表格版本有更新，需及时使用新的版本进行记录。

各个项目的受试者文件夹内容可能会因研究设计和申办者要求不同而有所不同。最重要的是临床试验相关纸质记录文件要进行版本控制，在临床试验中受试者文件夹资料的及时收集、严格保管是非常重要的。

三、受试者文件夹管理

（1）创建规范化的文件夹结构　为每位受试者购买一个文件夹，创建一个独立的文件夹，并按照预定的文件夹目录进行资料归档。例如，可以按照受试者编号来命名文件夹，并在每个文件夹中按照目录存档相应的资料。受试者文件夹目录可以按照访视周期进行设置，比如筛选期、第一周期、第二周期、第三周期等，每个周期摆放的资料按照方案上设定的流程图顺序排列。定期对受试者文件夹进行整理和排序，确保文件的顺序和组织结构清晰。检查文件是否按照规定的文件夹结构和标准命名进行存放，并进行必要的修正。

（2）文件标识和标签　在每个文件夹上添加清晰可见的标识和标签，包括项目编号、受试者编号和姓名。这有助于迅速准确地找到所需的文件夹，并避免混淆或误用。

（3）文件完整性和更新　受试者文件夹中的所有必要文件和资料都应完整，并及时进行更新。比如记录受试者知情、入组、治疗、随访、退出和随访信息，以及任何相关的医疗和研究药物信息。及时更新和补充受试者文件夹中的资料，这包括新增的实验室结果、原始病历记录等。确保所有必要的文件和信息都及时添加到相应的文件夹中。

（4）文件保管和存档　GCP第八章七十九条规定，“保存文件的设备条件应当具备防止光线直接照射、防水、防火等条件，有利于文件的长期保存。”应制定明确的文件保管规定，确保受试者文件夹安全存放，并保护其机密性。只有授权的人员能够访问和处理受试者文件夹，遵守药物临床试验法规和伦理对受试者文件夹的管理要求。

（5）核查文件完整性　定期核查受试者文件夹的完整性，确认所有必需的文件和资料都存在且完整无缺，所有文件都符合要求，并进行必要的补充和更新。

（6）文件校对和监查　CRA进行文件校对和监查，以确保文件的准确性和一致性。核对文件中的数据、签名、日期和其他重要信息的准确性，并进行必要的纠正。

（7）文件保密性和安全性　确保受试者文件夹的保密性和安全性。限制访问受试者文件夹的人员，只有授权人员才能接触受试者文件夹，并采取适当的措施，如资料柜上锁等物理安全措施，以保护文件夹中的敏感信息。

（8）培训和意识提升　培训相关的研究团队人员，使其了解受试者文件夹管理的重要性和标准操作程序。提供必要的指导和资源确保他们了解受试者文件夹维护的必要性。

通过采取科学、有效的受试者文件夹管理措施，相信可以确保受试者参加临床试验资料的完整性、准确性和可靠性。另外，应明确文件夹的结构和命名规范，定期对受试者文件夹进行检查和更新。

第三节・受试者日记卡的管理

受试者日记卡是临床试验中一个不可或缺的原始数据来源。通过这一工具，可以详细了解受试者的身体状况、研究药物使用情况、不良事件的发生、合并用药和治疗的详情等。这些信息对于评估受试者用药后的身体情况变化、研究药物的安全性和有效性等方面具有重要的作用。

采用受试者日记卡的目的是更准确地收集数据，以便评估试验药物或治疗方案的疗效、安全性以及受试者的整体反应。

一、受试者日记卡的定义

《药物临床试验 受试者日记卡·广东共识（2023年版）》指出，受试者日记卡是一种记录受试者自我观察和报告数据的工具。通常用于临床试验中，旨在收集受试者在试验期间的症状、不良反应、试验药物使用、健康指标或其他相关信息。

受试者日记卡是一种书面或电子形式的表格或记录本，由研究者团队提供给受试者。受试者被要求根据试验方案和研究目的，定期记录特定的数据。这些数据可以包括但不限于以下内容：

（1）药物使用　记录受试者在试验期间使用的研究药物，研究药物使用频率、剂量、时间等，记录针对身体不适所使用的合并治疗等。

（2）出现的症状　记录受试者在试验期间出现的任何症状，比如乏力、恶心、呕吐、腹泻、头痛。

（3）健康指标　因项目需要，记录受试者在参加临床试验期间的身体测量结果，比如血糖、血压、心率等。

二、受试者日记卡管理的要点

（1）日记卡记录的真实性　只有真实的信息才能为临床试验提供准确的数据，因此需要建立严格的记录要求，确保每一个受试者的信息都是真实的。

（2）日记卡的保密性　受试者日记卡中的内容涉及受试者的隐私，必须尊重每一个受试者的隐私权，确保日记卡中的内容不被泄露。

（3）日记卡记录的及时性　受试者日记卡是临床试验的重要数据来源之一，每个治疗随访周期的日记卡应及时更新，以便能够及时了解受试者的身体状况和用药依从性。

三、在受试者日记卡管理过程中常见问题梳理

（1）日记卡填写不准确或错误

① 未按照日记卡填写要求来记录。

② 日记卡填写缺失内容比较多。

③ 填写有错行或者串行。

（2）日记卡涂改且无签字

① 日记卡有明显涂改。

② 涂改后受试者未签名、未签日期确认。

（3）日记卡不是签字笔书写

① 受试者用铅笔记录日记卡。

② 红色、蓝色、黑色等各种颜色的笔交替记录。

（4）回顾性记录日记卡

① 受试者未每日记录日记卡。

② 一周回顾性记录日记卡。

③ 信息漏记或者记录不准确。

（5）重复性记录

① 每次访视当天新旧日记卡更替信息重复记录。

② 两页日记卡发生同一天重复记录。

（6）非受试者本人记录

① 日记卡记录笔迹与知情同意书签署笔迹不同。

② 日记卡信息由他人代记录，无相关说明。

（7）日记卡记录不完整

① 关键信息记录不完整。

② 研究药物使用开始时间记录不完整。

③ 合并用药记录不完整。

④ AE漏记或记录不全。

四、针对受试者日记卡填写常见问题的应对措施

（1）清晰的指导和培训　给受试者和家属提供清晰明确的日记卡填写指导和培训，确保受试者和家属了解如何正确填写日记卡，对于每天的用药记录或者特定要求的记录，做好填写说明发给受试者，并做好填写的模板一并发给受试者，以帮助受试者正确理解和记录。比如，随访当日发放研究药物时，将用药方法、用药时间和用药剂量告知清楚，发放日记卡时，告知受试者或其家属填写方法。

（2）定期监督和提醒 每周通过微信、电话等定期与受试者或家属进行联系，对填写的日记卡进行检查，提醒用药频率和时间点填写，记录不良事件和合并用药。及时发现日记卡填写问题并及时进行纠正。做好日记卡填写宣教计划，告知用黑色签字笔（不能用铅笔、红笔）填写，固定日记卡记录者，保证数据真实有效。

（3）提供支持和解释 如果受试者在填写日记卡时遇到困难或不理解填写要求，给受试者提供支持和解释。耐心回答受试者关于日记卡填写的问题、提供补充说明或提供额外的材料来帮助受试者正确填写日记卡。尽可能简化日记卡的填写过程，减少填写的复杂性和难度。随访当日回收日记卡和药盒时，清点日记卡填写是否正确，随访当日记录回收的药片数并询问用药过程中是否有丢失药物的情况，是否有其他不适等，提醒受试者一并记录在日记卡中。

（4）提供技术帮助 如果使用电子日记卡或移动应用程序进行填写，研究团队应随时根据受试者的需求提供技术支持，解决任何与填写相关的技术问题或困难，电子日记卡要注意保护受试者的隐私。

通过以上措施，可以提高受试者日记卡的填写质量，从而保障在分析和评估受试者的疗效和安全性时获得准确的数据。同时，与受试者保持良好的沟通和紧密的合作也是解决日记卡填写问题的关键所在。

第四节 • 案例

一、案例分享

某研究中心的受试者文件夹在项目开始时未进行规范管理，未收集受试者的身份证复印件，受试者签知情同意书的日期和时间点也未填写，问卷受试者完成后也未及时进行签名和日期，此外，受试者的检查检验结果也未及时打印出来供研究者评估。

研究者文件夹更新也不及时，研究者的医师资格证、GCP 证书、简历等未及时收集存档，培训记录未见完整签署，实验室室间质评证书也未被收集存档。

二、案例分析

① 受试者文件夹的规范管理是临床研究的重要环节。在项目开始时，研究

中心应该制定严格的文件夹管理规范，并确保所有相关人员都了解和遵守这些规定。

② 收集受试者的身份证复印件是核实受试者身份信息的重要措施。研究中心应该在项目开始时明确要求受试者提供身份证复印件，并告知受试者这些文件会得到妥善保管和合法使用。

③ 知情同意是进行研究的重要前提之一，必须得到受试者的明确同意并签署知情同意书。研究中心应该确保知情同意书上受试者和研究者签署的日期和时间点完整记录。

④ 生活问卷是了解受试者身体状态的一种工具，必须确保受试者完成问卷后及时进行签名和日期。研究中心应该制定问卷填写的规定，并确保这些规定得到严格执行。

⑤ 检查和检验结果是临床研究的重要数据之一，必须及时打印出来供研究者评估，及时判断异常值是否有临床意义，以保障受试者的健康安全。

⑥ 研究者文件夹是记录研究过程和研究结果的重要工具，必须及时更新并确保所有必要的文件和记录都得到完整签署和存档。

必须加强文件夹的规范管理，重视受试者权益保护，确保知情同意、检查和检验结果等的规范操作和文档保存，同时加强研究者文件夹的管理和伦理法规的遵循。

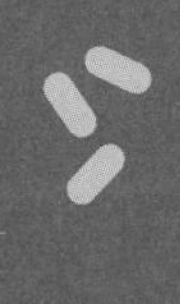

第十一章

受试者管理

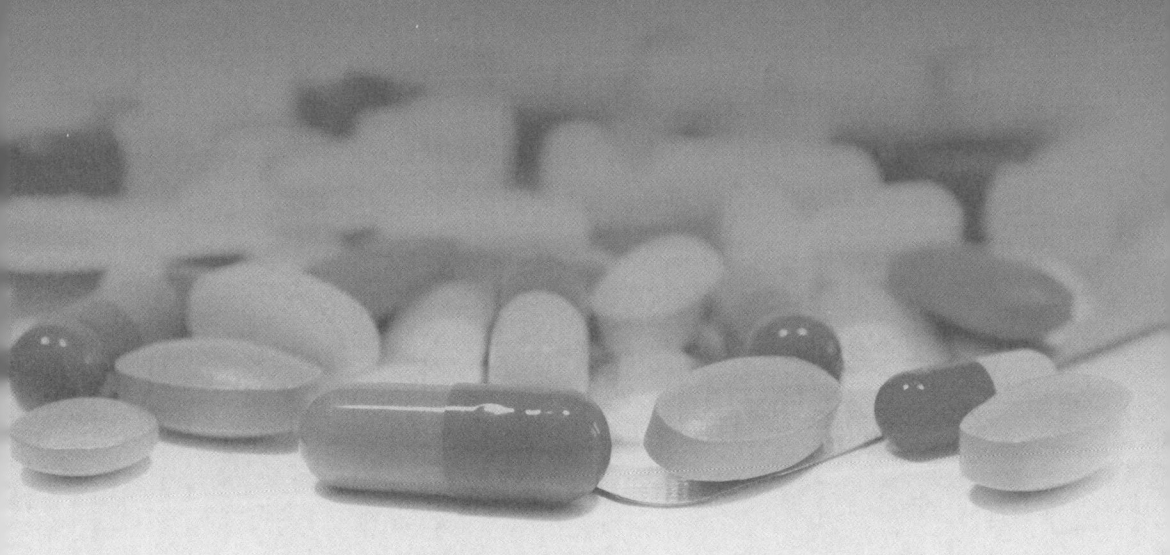

受试者为新药临床试验提供了活体样本，为药物在人体内的药理和毒理数据提供了关键信息。在进行临床试验时，必须严格验证药物的疗效和安全性，以确保公众的健康和利益。

GCP“第二章　术语及其定义”第十一条（九）对受试者的定义是，“指参加一项临床试验，并作为试验用药品的接受者，包括患者、健康受试者。”受试者是临床试验的核心组成部分，他们的参与是整个试验的基础。没有他们的参与，一切都将无法进行。有足够多的符合入选标准的受试者参与临床试验是举足轻重的一步。同时，受试者的依从性也是临床试验数据质量的重要保证。因此，在临床试验中，做好受试者管理，是临床试验成功的关键。

有些临床试验启动会后，尽管研究者团队会竭尽全力地开展受试者预筛工作，但由于某些项目的特殊性质，可能会遇到入组困难或随访时受试者依从性下降的情况。这些不确定因素可能导致项目进度缓慢甚至停滞不前。

每个受试者的具体情况各不相同，受试者不依从的原因也多种多样。这就要求研究者团队具备敏锐的观察力和应变能力，能够因人制宜地处理各种情况。需要学会深入分析问题，找到每个受试者不依从的原因，采取适当的措施和方法，以激发受试者的良好依从性。

同时，研究者团队还需要与各种类型的受试者进行有效的沟通和交流。掌握正确的沟通技巧，可以更好地与受试者建立信任关系，提高他们的依从性。研究者团队需要具备专业知识和敏锐的洞察力，能够灵活应对受试者的各种挑战和问题。

第一节・受试者依从性类型

受试者的依从性类型多种多样，其中主动接受型和被动接受型是比较常见的两种类型。主动接受型的受试者通常对新药治疗充满期待，愿意配合临床试验的各项要求。而被动接受型的受试者则可能存在对临床试验的抵触情绪，需要研究团队花费更多的精力来解决其疑虑。本节将对这两种受试者类型进行探讨，并提出相应的解决方法，以提高受试者的依从性。

一、主动接受型

有些患者四处打听“良方妙药”，了解到有一种新药或许可以治疗他们的疾病，感到非常兴奋；有些患者长年累月被病痛折磨，既花钱还不能治愈，突然听到有免费治疗的机会而且是新特药，希望这能帮助他们减轻病痛带来的种种压力。例如，肿瘤患者常常因认为得了绝症而感到恐惧。他们在一次又一次的化疗中消耗了大量积蓄，有的甚至倾家荡产也不能痊愈。因此，当听说有一种新药可以治疗他们时，他们非常乐意接受临床试验带来的福音，并且依从性会显得特别高。

对于这类受试者，研究者需要在日常沟通中持续专业地讲解治疗的效果，给予医学关怀，并从心理上多关心和鼓励他们，让他们积极面对疾病，乐观开朗地过好每一天。这样对于受试者来说，就像有一位专业而免费的家庭医生在身边，他们的精神会得到抚慰并更愿意配合临床试验。在治疗随访和生存随访过程中，这类受试者的依从性会相对比较好。

二、被动接受型

有些患者因为不了解临床试验，当医生告诉他们有个临床试验刚好适合他们，并邀请他们作为受试者时，这类患者及其家属会产生抵触情绪。他们觉得临床试验未知因素太多，参加临床试验等于做新药的“小白鼠”，会对他们的身体健康或生命产生威胁。即使有一定的交通和营养补贴，他们还是不愿意用自己的身体去尝试。为了推动临床试验项目的发展并获得足够数量的受试者入组，研究团队需要花费大量精力来寻找符合条件的受试者。然而，当好不容易找到一个符合条件的受试者时，他们可能会因为心理障碍而拒绝参与临床试验。

为了解决受试者的疑虑问题，研究团队需要向受试者详细解释该临床试验的安全性、可能的风险和获益，并在知情同意书中列出的详细内容。此外，研究团队还需强调受试者的获益和安全也是他们最关心的，并保证会密切关注受试者可能出现的不良反应且会第一时间进行医疗处理。如果受试者仍然存在疑虑或抵触情绪，研究团队需要动之以情，晓之以理，尝试从多个角度说服他们接受临床试验。这类受试者的依从性可能不太好，在治疗随访过程中需要多关注他们的依从性。

针对不同类型的受试者，研究团队需要采取不同的策略来提高其依从性。对于主动接受型的受试者，研究团队需要给予充分的关怀和支持，以保持其积极性和配合度。而对于被动接受型的受试者，则需要通过详细的解释和心理抚慰来减轻其抵触情绪，提高其参与的意愿。

第二节 · 不同文化程度受试者依从性处理方式

在临床试验中，处理不同文化程度的受试者的依从性是一项重要的任务。学历的不同常常会导致受试者在理解知情同意书和临床试验相关规定方面的能力存在差异。对于学历较高的受试者，他们往往能够迅速理解并遵守临床试验的要求。而对于学历较低的受试者，则需要更加细致耐心地进行解释和指导，以帮助他们充分理解临床试验内容和要求。

一、学历较高的受试者

对于学历较高的受试者，他们在理解知情同意书的内容以及临床试验的相关规定方面表现出色。他们能够迅速理解并遵守这些原则。在填写日记卡、不适症状及合并用药、问卷等方面，他们也能够迅速上手并配合得很好。由于他们大多有固定职业，因此在与他们沟通时，需要从他们的职业特点出发，提醒他们注意规律作息和健康饮食等问题。在治疗随访中，如果这类受试者出现不依从的情况，可以使用专业的术语，通过分析利弊来提高他们的依从性。

二、学历较低的受试者

对于学历较低的受试者，由于他们的文化素质有限，因此在理解知情同意书的内容以及在临床试验中需要配合的工作方面可能会存在一些困难。需要使用通俗易懂的语言来与他们讲解该项研究，并与他们一起阅读整份知情同意书。在每个部分都停下来询问他们是否有任何问题或疑虑，确保他们已经充分理解。读完知情同意书后，让他们再次提问，以便了解他们的顾虑和问题。在治疗随访中，如果这类受试者出现不依从的情况，可以使用讲故事的方式与他们沟通。通过讲述不按时按量服药、不记录日记卡等行为可能导致药物副作用发生的情况，以及这样做对疗效准确性判断的负面影响，讲事实、摆道理来打动他们，降低不依从性的发生。

处理不同文化程度受试者的依从性是临床试验重要的一个环节。在治疗随访中，可以通过不同的沟通方式来应对不同类型受试者的不依从行为，以达到最终提高依从性的目的。

第三节・不同经济条件受试者依从性处理方式

经济条件不同的受试者的依从性差异很大。对于经济条件良好的受试者，他们可能更加关注自身的健康情况而非经济补偿。而对于经济条件较差的受试者，则可能面临着长期服药的经济压力，需要通过更多的关怀和支持来确保他们的依从性和参与度。

一、经济条件良好的受试者

对于经济条件良好的受试者，在开始跟他们沟通临床试验时，他们往往对安全性的关注要高于对经济补偿的。他们更倾向于选择自己熟悉的、昂贵的进口药物，而不是参与临床试验。在这种情况下，仅用经济补偿来打动他们是不够的。可以邀请权威的研究者或主要研究者来与他们进行深入交流，以专家的身份详细讲解该临床试验的安全性和有效性，以及对他们疾病治疗的重要意义。通过这种方式，可以消除他们的抵触情绪，并使他们成为临床试验的受试者。在管理这类受试者时，可以不断强调研究者的初心，配合研究药物治疗方案的必要性，以提高受试者的信任度和依从性。

二、经济条件较差的受试者

对于经济条件较差的受试者，如长期服药，会给他们带来巨大的经济压力。如果他们的收入较低，没有医保报销，他们可能会因为无法承担昂贵的医疗费用而选择放弃治疗。当临床试验招募受试者时，他们往往会被交通补贴、营养补助以及免费的药物和检查所吸引。但他们可能也会因为生活压力，而无法按时随访或细心记录用药细节，甚至会忘记服药，影响药物的疗效。为了解决这个问题，研究者团队需要给予这类受试者更多的关怀和问候，通过短信、微信等方式提醒他们按时用药和记录日记卡，协助他们快速申请临床试验的各项补贴，减轻他们的经济压力，从而提高他们的依从性。

在处理经济条件不同的受试者的依从性时，需要针对其具体情况采取不同的策略。对于经济条件良好的受试者，应当通过邀请权威专家进行详细讲解，加强对临床试验的认知，从而提高其信任度和依从性。对于经济条件较差的受试者，则需要给予更多关怀和支持，例如提供经济补贴、提供药物和检查等，以减轻其经济压力，确保其按时用药和配合治疗随访。

第四节 · 距研究中心远近不同受试者依从性处理方式

处理距研究中心远近不同的受试者的依从性是一个很有挑战性的问题。在招募受试者时，应考虑他们与研究中心的距离，并在入组前与受试者充分沟通，解决可能出现的出行问题，明确受试者的补偿和责任，以提高其依从性和参与度。

一、距研究中心较远的受试者

对于距研究中心较远的受试者，可能来自外省或周边城市，需要经历几个小时的行程，如飞机、高铁、火车或大巴等。这种长途跋涉的出行方式，尤其在炎热的夏天、寒冷的冬季或暴雨天气中，可能会给受试者带来诸多不便，导致一些原本依从性良好、积极的受试者随访超窗，甚至因无法承受路途的艰辛而选择中途退出研究治疗。因此，在招募受试者时，应考虑他们离研究中心的距离。如果实在无法避免，且受试者符合入选标准，那么应在入组前与受试者充分沟通，说明治疗需要坚持，并积极解决任何可能出现的交通出行问题，并且受试者的补偿会在知情同意书上详细地说明。

二、距研究中心较近的受试者

对于距离研究中心较近的受试者，尽管出行方便，但也可能出现不依从的情况。通常是因为他们对临床试验不够重视，缺乏足够的责任心。面对这种情况，可以与受试者的家属沟通，要求他们对其进行监督，提高其自觉性。同时，从签署知情同意书开始就应向受试者灌输应配合治疗的思想，加深其对临床试验依从性的认识。

针对距研究中心远近不同的受试者制定因人制宜的管理策略。对于距研究中心较远的受试者，应提前沟通解决可能出现的交通出行问题，并在知情同意书中详细说明补偿措施，以减轻其交通出行压力，保障其依从性。而对于距研究中心较近的受试者，应加强对其依从性的监督和教育，提高其对临床试验的认识和责任心。

第五节・案例

一、案例分享

某项目在28天内对受试者进行一次治疗随访。有些受试者来自省内的周边城市。每次研究助理通知他们进行治疗随访时，他们都以路程太远为由拒绝。经过研究者的一再沟通，这些受试者勉强坚持了三个治疗周期，但最终还是申请退出研究治疗。

二、案例分析

虽然受试者来自省内周边城市，但每次治疗随访时仍以路程太远为由拒绝。这提示我们在招募受试者时，应充分考虑受试者的交通成本和时间成本，并尽量选择交通便利、距离较近的受试者。

（1）研究助理与受试者之间的沟通极其重要　尽管受试者最初以路程太远为由拒绝随访，但在研究者的一再沟通下，受试者最终勉强坚持了三个治疗周期。这表明有效的沟通可以增强受试者对临床试验的信任和参与度。

（2）研究者应对受试者的退出进行充分评估　受试者在坚持三个治疗周期后申请退出研究治疗。研究者应详细了解受试者退出的原因，如治疗效果不佳、副作用、交通不便等，以便针对退出原因做出准确记录。

（3）研究者应对受试者进行充分的教育和指导　受试者因路程太远而拒绝治疗随访，研究者可以在招募受试者时对其进行详细的教育和指导，说明临床试验的重要性和参与的义务性，以增强受试者的依从性。

（4）研究者应充分考虑受试者的生活质量　受试者因路程太远而产生的困扰可能影响其生活质量。研究者应在实施过程中，尽量减少受试者的不便和负担，提高其生活质量。

该案例提示，在临床试验中应重视受试者的招募和保留，加强与受试者的沟通，充分评估受试者的退出治疗原因，对其进行充分的依从性教育和指导，并充分考虑其生活质量，双管齐下才能提高受试者的依从性。

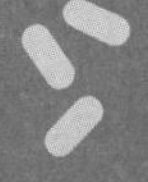

第十二章

安全性事件管理

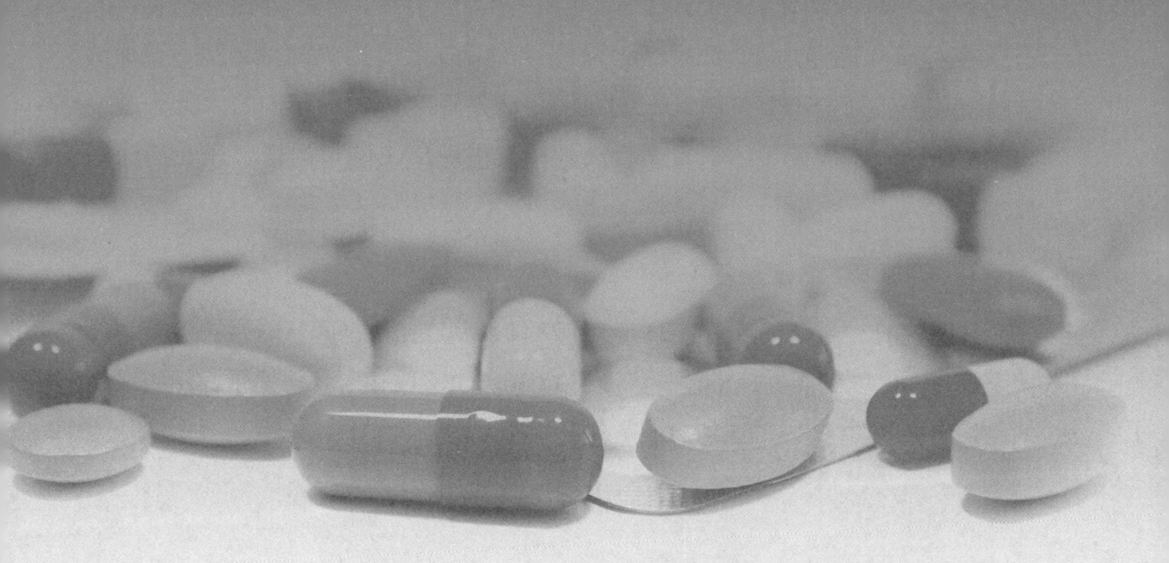

严重不良事件与可疑且非预期严重不良反应对患者的健康和生命安全影响显著，因此需要重点关注和管理。在安全性事件管理过程中，需要采取有效的措施，保障受试者的安全和健康。本章将重点探讨安全性事件中的严重不良事件与可疑且非预期严重不良反应的管理。

第一节 · 严重不良事件

在药物临床试验中，严重不良事件的发生无疑需要引起高度关注。当发生严重不良事件时，研究者、CRA和CRC等人员需要立刻对此展开工作。研究者需围绕这一事件进行详细地记录、上报和关注，确保受试者的安全和权益。

严重不良事件的上报有其特定的时限要求和格式内容。根据规定，必须在事件发生后的规定时间内进行上报，并严格按照要求的格式填写相关内容。这不仅包括受试者的基本信息、事件发生的时间、地点以及症状表现、处理措施等信息，还需对受试者的身心状况进行密切关注和评估。

发生严重不良事件漏报或晚报的情况，将引发更为严重的问题。这可能涉及GCP违背和方案违背，需要向伦理委员会报告并按照规定进行上报。同时，还需要准备相应的PPT或报告进行会议讨论，并接受伦理委员会的审查和批评。这些无疑会给研究团队带来多重压力和困扰。

然而，只要掌握了严重不良事件报告的正确内容格式要求和上报流程技巧，其实解决这些问题并非难事。通过熟悉并遵循相关规定和流程，可以有效地处理严重不良事件。这不仅体现了对受试者的尊重和关怀，也展示了研究团队的责任心。只有严谨、及时、规范地处理严重不良事件，才能确保受试者的安全和权益，确保试验的顺利进行。这不仅是伦理和法规的要求，也是研究团队专业素养的体现。

在一个本不应发生的严重不良事件中，出现SAE晚报的情况让我们深刻反思。

1. 事件描述

某医院的一名受试者于2023年5月21日16:00完成了C3D1的相关检查，并因全身乏力、胸闷而办理了住院。同日17:30，CRC收集了病程记录，然而最终的住院病历并未在当天（5月21日）进行审查。

2. 处理过程

在得知这一严重不良事件后，CRA及时通知CRC需要在发现当天（5月21日）联系研究者，以便在第二天（5月22日）确认SAE的内容并签字上报。然而，CRC在5月21日20:00尝试预约研究者于5月22日早上进行SAE报告的签署。尽管CRC和研究者在5月21日17:00—20:30仍在科室，但研究者未再次查阅受试者的住院病历，而CRC也未主动提醒研究者查看和签署SAE报告。

3. 处理结果

在5月22日早上8点，开始有本研究的其他受试者来进行用药治疗随访，CRC没有提醒研究者审阅SAE报告内容并签署报告，研究者也没有意识到自己需要在已写好的Word文档SAE报告上进行审阅和签字。研究者及PI于5月22日10:00—17:30进行手术。尽管在5月22日，CRA多次提醒CRC尽快与研究者确认报告内容和签字，但研究者因手术未给予回复。最终，直到研究者手术结束的5月22日18:00，才完成了SAE报告的确认和签署，使得这个SAE超过了24小时才完成上报。

4. 原因分析

① 在5月21日17:30收集完全病程记录后，未及时提交给研究者审查并记录SAE，同时未及时填写SAE报告表。

② CRC在5月21日并未了解研究者次日（5月22日）的手术时间安排，也未预见到手术可能延长的风险。

③ 在5月22日，CRC带领受试者前往门诊进行抽血检查，发现研究者及PI已进入手术室，导致SAE无法在获知后的24小时内完成上报。

④ 研究者的GCP意识不够强烈，未能在第一时间对SAE报告进行审阅和签字。

⑤ 在知道超过24小时的限制后，CRC并未意识到可以先发送邮件报告给申办者的PV部门，导致了邮件报告也超过了24小时。

5. 预防及纠正措施

① 提高研究团队在获知SAE需要在24小时内完成报告的时间限制的敏锐度。

② 学习和掌握区分事情轻重缓急的能力，以及了解和掌握研究者的时间日程安排的技巧。

③ 加强培训研究者对SAE的重视程度，并提高其对晚报SAE严重性的认识。

④ 规范严重不良事件监控流程，减少监督漏洞的出现；同时，项目管理人

员也需要增加对SAE应对风险的管理。

只有严谨、及时、规范地处理严重不良事件，才能确保受试者的安全和权益。这不仅是伦理和法规的要求，也是研究团队专业素养的体现。尽管在处理严重不良事件时会遇到各种挑战和困难，但通过熟悉并遵循严重不良事件的上报要求和流程，就可以在规定时间内有效地处理严重不良事件。

第二节 · 严重不良事件的定义

GCP“第二章 术语及其定义”第十一条（二十七）对严重不良事件的定义是，“指受试者接受试验用药品后出现死亡、危及生命、永久或者严重的残疾或者功能丧失、受试者需要住院治疗或者延长住院时间，以及先天性异常或者出生缺陷等不良医学事件”。

一、定义

符合以下情况之一被认为是严重不良事件。

① 死亡。

② 危及生命　在此是指在发生不良事件时受试者已经处于死亡的危险中，并不是指假设该不良事件如果更严重可能导致死亡。

③ 永久或者严重的残疾或者功能丧失　不良事件结果可能对受试者正常生活和活动造成严重不便或干扰。

④ 需要住院治疗或延长住院时间　不良事件导致受试者不得不住院接受治疗或本来已经准备出院但由于发生了不良事件而导致住院时间延长；需明确导致该状况的原因是不良事件所致，而非因择期手术、非医疗原因等导致入院。

⑤ 先天性异常或者出生缺陷　受试者的后代出现畸形或先天性的功能缺陷等。

⑥ 其他重要的医学事件　必须运用医学和科学的判断决定是否对其他的情况加速报告，如重要医学事件可能不会立即危及生命、死亡或住院，但如需要采取医学措施来预防如上情形之一的发生，也通常被视为是严重的不良事件。例如在急诊室的重要治疗或在家发生的过敏性支气管痉挛，未住院的恶病质或惊厥，产生药物依赖或成瘾等。

⑦ 当不能明确判断是否为严重不良事件时，建议研究者与申办者进行商讨。

二、住院不作为严重不良事件记录和上报情况

① 因对现存疾病进行诊断或择期手术治疗而住院或延长住院。

② 因研究需要做疗效评价而住院或延长住院。

③ 因研究的目标疾病的规定疗程而住院或延长住院。

④ 因医保报销而住院。

⑤ 方案规定的计划住院。

⑥ 研究前计划的住院或非不良事件导致的择期手术。

⑦ 全面体格检查而导致的入院。

这些需要住院或延长住院时间的事件可不作为严重不良事件，但上述情况均须在病历中有明确记录。

本节中详细介绍了GCP中对严重不良事件的定义，并对其严重程度进行了分类和解释。同时，也强调了一些不需要作为严重不良事件记录和上报的情况，以避免不必要的混淆和报告。通过正确理解和记录严重不良事件，可以更好地保障受试者的安全和权益。

第三节・严重不良事件的报告与随访

GCP第四章第二十六条规定“研究者的安全性报告应当符合以下要求：

除试验方案或者其他文件（如研究者手册）中规定不需立即报告的严重不良事件外，研究者应当立即向申办者书面报告所有严重不良事件，随后应当及时提供详尽、书面的随访报告。严重不良事件报告和随访报告应当注明受试者在临床试验中的鉴认代码，而不是受试者的真实姓名、居民身份证号码和住址等身份信息”。

一、发生严重不良事件时应采取的措施

① 立即对受试者采取适当的医疗措施。

② 立即（研究中心获知该事件或该事件的新信息的24小时内）将填写完整

的《严重不良事件报告表》报告至申办者。

③ 将严重不良事件记录在原始病历中，并录入至病例报告表的不良事件页上。

④ 随访和记录该事件的过程，直至其消失、失访或恢复到研究者认为不需要再随访的结果。

二、严重不良事件的随访

所有的严重不良事件都必须随访直至达到下列任何情况之一。

① 事件解决。

② 事件稳定。

③ 事件恢复至基线水平。

④ 研究者因合理原因（如已不能恢复或已好转）认为不需要再进行随访。

⑤ 当更多的信息不可能获得时（如受试者拒绝提供更多的信息，或者有证据说明已经尽最大努力后受试者仍然失访）。

三、严重不良事件的上报流程

GCP中对于SAE的报告时限要求为立即，并没有规定具体的时限，但大部分医院对于报告时限的规定都是24小时内（图12-1）。

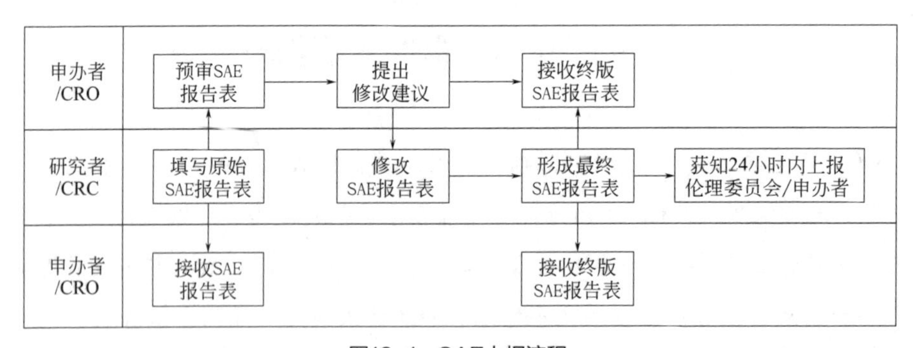

图12-1 SAE上报流程

四、SAE上报中的特殊情况

1. 肿瘤项目疾病进展不作为严重不良事件上报

所研究的疾病、预期的疾病进展或疾病进展引起的症状、体征（疾病进展导致的死亡除外），不作为SAE报告。对于符合SAE上报标准的医学事件，如研究者判断该医学事件是由原发肿瘤疾病进展导致，可不作为SAE进行报告；如研究者不能明确判断该医学事件是否由原发肿瘤疾病进展引起，需要作为SAE上报给申办者，并在eCRF的不良事件页进行记录。

在研究方案中死亡作为主要有效性研究终点，在不良事件收集期内发生的，由研究者确认死亡原因由原发疾病进展引起，这种由原发疾病进展引起的死亡事件只记录于eCRF的死亡记录页，不作为SAE上报申办者；在不良事件收集期内发生的所有其他死亡，无论是否和研究药物相关，都应该记录在eCRF中的不良事件页并及时报告给申办者；在不良事件收集期外发生的所有死亡，均记录于eCRF的死亡记录页。

在记录死亡事件时，对于明确死亡原因的，则将死亡原因作为不良事件记录，该不良事件的结果为死亡；如果在报告时死亡原因不明，应在eCRF的不良事件表上记录为“不明原因的死亡”，再进一步调查确切的死亡原因，如果之后死亡原因明确（如尸检后），应以确定的死亡原因替换之前的“不明原因死亡”。

2. 妊娠相关事件需作为严重不良事件报告的特殊情况

自然流产、选择性流产、引产、异位妊娠、任何胎儿异常（例如，胎停育、葡萄胎、死胎、死产、胎儿畸形）等均被认为是SAE，需按照SAE的程序报告。这些事件均需随访跟踪至事件结束或稳定。

严重不良事件的报告与随访是临床试验中不可或缺的重要环节。研究者团队需要严格按照GCP规定，及时报告所有符合条件的严重不良事件，并进行详尽的随访跟踪，直至事件解决、稳定或恢复至基线水平。针对特殊情况妊娠相关事件，也需要按照相应的处理方式进行报告和跟踪。通过规范的严重不良事件报告和随访流程，能够更好地保障受试者的安全。

第四节 · 严重不良事件报告的常见错误

在严重不良事件报告中常见一些错误会影响报告的完整性和准确性。这些错误可能涉及SAE报告编码、报告类型、受试者情况等多个方面。正确的SAE报告对于保障受试者的权益、维护研究质量都非常重要，了解并避免这些常见错误是研究团队应该重视的问题。

一、SAE报告编码错误

研究报告编号格式填写错误，应根据申办者提供的编号规则进行填写。

二、SAE报告类型错误

首次+总结报告一起报的，只勾选首次报告，忘勾选总结报告。

三、试验用药品名称填写不完整

只写了中文名称，忘记写英文名称，或者英文名称写错。

四、临床研究分类填写不完整

分期勾选错误，或适应证忘记记录。

五、受试者基本情况填写不完整

错误填写受试者名字在SAE报告上，合并疾病及治疗填写不完整。

六、SAE的医学术语填写错误

错误填写症状体征作为医学术语。

七、SAE情况严重性标准填写不完整

漏勾选严重性标准，药品注册分类及剂型未填写，药品注册分类应跟申办者确认后填写。

八、SAE转归未填写完整

症状消失是否有后遗症应明确。

九、SAE发生时间填写为入院时间

不良事件真实发生时间应早于入院时间，以不良事件真实发生时间记录SAE发生时间。

十、国内/外相关报道选项错误

SAE报道情况应跟申办者讨论后勾选有/无/不详。

通过避免常见的SAE报告错误的问题类型，可以提高SAE报告的准确性和完整性。同时，定期进行SAE报告注意事项的培训，加强与研究者的沟通，也能有效降低SAE上报出现错误的概率。

第五节 · 可疑且非预期严重不良反应上报与管理

一、可疑且非预期严重不良反应的定义

GCP“第二章术语及其定义”第十一条（二十九）对可疑且非预期严重不良反应（SUSAR）的定义，“指临床表现的性质和严重程度超出了试验药物研究者手册、已上市药品的说明书或者产品特性摘要等已有资料信息的可疑并且非预期的严重不良反应。”

二、可疑且非预期严重不良反应的触发

可疑且非预期严重不良反应的触发事件包括但不限于以下几种情况。

① 患者之前无严重疾病史，突然发生严重的、非预期的症状或体征。

② 突发的生命体征（如血压、心率等）异常。

③ 突发的组织或器官功能损伤，如脑梗死、心肌梗死、肠梗阻等。

④ 突发的多器官衰竭（如心衰、肾衰、肝衰等）。

⑤ 突发的严重的过敏反应。

⑥ 突发的创伤（如车祸、跌倒等）。

⑦ 不明原因的休克。

三、可疑且非预期严重不良反应报告内容

可疑且非预期严重不良反应报告需要详细描述病史、症状、体征、诊断、治疗方法、住院和转诊等信息。可疑且非预期严重不良反应报告还需要提供受试者的生命体征、实验室检查结果等数据，以帮助研究者评估病情并制定相应的治疗方案。

四、可疑且非预期严重不良反应的报告职责

GCP第五章第四十八条规定，“申办者收到任何来源的安全性相关信息后，均应当立即分析评估，包括严重性、与试验药物的相关性以及是否为预期事件等。申办者应当将可疑且非预期严重不良反应快速报告给所有参加临床试验的研究者及临床试验机构、伦理委员会；申办者应当向药品监督管理部门和卫生健康主管部门报告可疑且非预期严重不良反应。”

1. 申办者的职责

（1）收集信息　申办者负责收集与临床试验相关的SUSAR信息，包括来自研究中心的报告和其他可用的数据来源。

（2）评估严重性　申办者应评估每个SUSAR的严重性，根据预定义的标准来确定事件是否达到报告的要求。

（3）制定报告计划　申办者应制定SUSAR报告计划，确保及时提交报告给监管机构和伦理委员会，并遵守相应的法规和指导方针。

（4）提供信息　申办者需向监管机构和伦理委员会提供SUSAR报告所需的信息，包括事件描述、受试者的相关信息和事件的严重程度评估等。

（5）采取措施　申办者需要采取适当的措施，确保试验的安全性和研究参与者的权益得到保护，包括暂停试验、修改试验方案或提供额外的安全监测等。

2. 研究者的职责

（1）报告SUSAR　研究者负责及时报告发生在其负责的试验中的所有SUSAR，以及可能与研究药物有关的其他严重不良事件，按照申办者和监管机构的要求进行报告。

（2）提供信息　研究者需要向申办者提供与SUSAR相关的详细信息，包括事件描述、受试者的相关信息和研究中心的管理措施等。

（3）配合调查　研究者应积极配合申办者进行SUSAR的调查和评估，提供必要的支持和合作。

（4）保护受试者　研究者有责任确保受试者的安全和权益得到保护，采取适当的措施，包括停止给药、调整治疗方案或提供额外的监测等。

申办者和研究者的职责和要求可能会因国家或地区的法规、指导方针以及研究机构的政策而有所不同。因此，在实施临床试验时，申办者和研究者应遵守相应的规定，并与监管机构和伦理委员会密切合作，确保适当的SUSAR报告和安全管理措施得以实施。

五、可疑且非预期严重不良反应的上报时限

《药物警戒质量管理规范》中第一百二十四条规定，“对于致死或危及生命的可疑且非预期严重不良反应，申办者应当在首次获知后尽快报告，但不得超过7日，并应在首次报告后的8日内提交信息尽可能完善的随访报告。

对于死亡或危及生命之外的其他可疑且非预期严重不良反应，申办者应当在首次获知后尽快报告，但不得超过15日。

提交报告后，应当继续跟踪严重不良反应，以随访报告的形式及时报送有关新信息或对前次报告的更改信息等，报告时限为获得新信息起15日内。”

对于外院发生的SAE及SUSAR，需要定期汇总报告给本院的研究者及伦理委员会（一般研究中心要求为一年报告一次，有些研究中心要求为6个月汇报一次，有些研究中心要求定期汇报时间最短不能短于3个月，时限要求需要遵循研究中心的规定）。

六、可疑且非预期严重不良反应的递交要求

GCP明确指出申办者负有快速向研究者、临床研究机构、伦理委员会、药监部门和卫生管理部门报告的职责；研究者有及时签收阅读申办者提供的相关安全性信息，把控受试者参研风险，必要时向EC报告SUSAR的职责。

首先需要根据各研究中心的机构或者伦理的要求进行SUSAR，包括但不限于递交时限、递交方式（纸质、刻盘或邮箱递交）、是否需要SUSAR评估表格、国际多中心临床试验的SUSAR是否需要翻译及翻译范围、伦理委员会对于

SUSAR的审查方式及审查文件（如回执）获取及保存、PI审阅SUSAR的方式等

七、SUSAR与SAE的区别

1. 因果性

SAE本质是不良医学事件，其与试验用药品不一定存在因果关系；SUSAR是不良反应，其与试验用药品（安慰剂除外）存在因果关系。因此，SAE的范围大于SUSAR。

2. 预期性

SUSAR一定是非预期的，而SAE是预期或非预期的。

SUSAR一定是SAE，但SAE不一定是SUSAR。SUSAR首先是SAE，同时还要满足非预期和因果关系无法排除相关性。

申办者接收到研究报告的SAE后，由申办者PV部门判定该SAE报告是否为SUSAR。GCP中规定申办者应立即分析评估严重性、相关性、预期性，申办者都是判定主体。若为SUSAR，则按流程快速报告给研究者。研究者接收后再快速报告给临床试验机构、伦理委员会。

在临床试验中，必须及时报告SUSAR。这不仅是为了保障受试者的健康和安全，而且有助于研究团队更全面地了解研究药物的潜在严重不良反应，为受试者提供更佳的治疗方案。

第六节 · 案例

一、案例分享

某中心在周五即将下班时获悉发生了SAE，并决定在周一上班后再进行上报。然而，该中心未能在获知SAE的24小时内完成上报，导致发生了GCP违背。

二、案例分析

（1）延迟上报　某中心在周五临近下班时才获知发生了SAE，没有及时进行

上报，而是选择在下周一上班后再进行上报。这导致了超过24小时的延迟，违反了及时上报的规定。

（2）GCP违背　GCP要求在发生SAE后立即进行上报，以确保受试者的安全和权益得到及时保障。

（3）应建立快速反应机制　应建立一套快速反应机制，以确保在发生SAE时能够立即获悉并采取相应的措施。以便在获知SAE发生时能够24小时内上报。

（4）加强培训和教育　对研究团队人员进行GCP培训和教育，提高他们对SAE上报重要性的认识。培训应强调及时上报SAE的必要性，以及延迟上报可能带来的风险和后果。

（5）严格监督和审核　对SAE的上报过程进行严格监督和审核，确保信息的准确性和完整性。同时，对上报不及时或存在其他问题进行问责和整改。

通过以上案例得到，某中心可以改进其SAE上报流程，确保在未来的临床试验中遵守GCP规定并及时保障受试者的安全和权益。

第十三章

数据管理

临床试验数据的质量是评估临床试验结果的基础。数据的正确性对临床试验的质量非常关键。任何数据的不准确或遗漏都可能导致研究结果的偏倚，从而影响我们对临床试验的理解和应用。因此，临床试验数据管理在整个研究过程中具有极其重要的地位。

临床试验数据是评价临床试验结果的关键，数据的质量会影响到新药有效性和安全性的客观科学评价，规范临床试验数据整个流程管理，才能使得临床试验中获得的各类数据信息是真实、准确、完整和可靠的。

第一节・要点概述

GCP第四章第二十五条（二）规定，“研究者应当确保所有临床试验数据是从临床试验的源文件和试验记录中获得的，是准确、完整、可读和及时的。”

数据管理是指对临床研究数据的收集、存储、处理和应用的架构制定方案，并制定操作规范以保障方案的贯彻实施，目的是确保临床研究的数据质量符合研究目的的需求和法规的要求。通过一套计划、实施步骤的制定以及质量控制的操作，来确保数据的真实性和信息的价值。在临床研究领域，数据是一系列关于临床事实的详细记录，这些记录涵盖了从受试者招募到试验结束的所有阶段，包括受试者的诊断、研究治疗、不良反应和疗效的结果等各方面的信息。

一、数据管理质量核查要点

《T/CQAP 3013—2023临床试验数据管理质量核查要点》中“7.1数据管理流程”表明，“数据管理流程应形成体系，核查要点如下：

a）数据管理流程合理规范，符合GCP及相关法规要求。

b）数据管理的流程在质量风险点有可靠的质量保证，并有可行有效的质控。

c）数据管理相关制度目标和职责明确、可行、合理。

d）数据管理SOP全面、正确、可行，能够保证记录及时、准确，保证数据真实、可靠、安全。”

二、数据管理的目标

临床试验数据管理的目标，就是保证收集数据的真实可靠，保障数据存放是安全且有序。其主要目标是及时、完整、准确地记录研究对象的数据到数据库中，经过统计分析以便能得出真实且可信的临床研究结论。

三、数据清理过程管理

数据清理的目的是发现和纠正数据中的错误，以保证数据的准确性和一致性。这一过程包括识别和纠正各种类型的数据错误，如缺失值、异常值、不一致的值等。同时，数据清理过程还需要注意保护受试者的隐私和权益，遵守相关的伦理和法规要求。

第二节 · 数据过程管理

数据的准确性和可靠性直接影响临床试验药物的治疗效果和安全性的评估。为了数据的质量，需要实施一系列严格的数据过程管理措施，涵盖从数据录入到数据锁库的整个流程。

一、数据录入培训管理

在项目启动时，所有与数据相关的人员都应接受专门的数据录入指南培训。培训内容应包括但不限于:

① 数据录入系统的使用。

② 数据录入指南的内容和重要性。

③ 数据正确录入的格式要求。

④ 数据录入时的常见错误和避免方法。

⑤ 数据录入的时限要求。

二、数据录入进度管理

数据录入进度应定期进行跟进，以确保及时完成数据录入工作。跟进内容包括:

① 每位数据录入人员的录入速度和准确性评估。

② 对于延迟录入的数据，及时进行提醒和追踪。

③ 对录入进度的预测和调整，以确保试验进度不受影响。

三、一致性逻辑核查管理

在数据录入完成后，CRA和DM需要进行一致性核查，以发现可能存在的错误或异常。一致性逻辑核查的步骤包括：

① CRA进行现场监查，核对数据录入是否正确。

② DM检查数据的逻辑一致性，例如日期范围、数值范围等。

③ DM检查数据的逻辑关系，例如相互依赖的字段是否一致。

④ DM使用专门的核查工具或脚本进行自动核查。

四、数据质疑的管理

在一致性逻辑核查后，可能会发现一些数据质疑，需要及时进行管理和解决。数据质疑的管理包括：

① 记录所有数据质疑的详细信息，包括问题描述、质疑的数据和影响程度等。

② 分配质疑处理人员，并设定处理时限。

③ 对解决方式进行评估，确保数据质疑得到有效解决。

五、数据清理的管理

在临床试验进行到一定阶段或者达到特定节点，需要进行数据清理工作，以确保数据的完整性和一致性。数据清理的步骤包括：

① 删除重复或无效数据。

② 根据指南修正明显错误的数据。

③ 对数据进行统计分析，发现潜在的异常值或趋势。

六、数据锁库的管理

当所有数据清理工作完成后，需要对数据进行锁库，以确保数据的不可篡改性和安全性。数据锁库的步骤包括：

① 确认所有数据录入和清理工作已完成。

② 签署数据锁库文件，确认数据的准确性和完整性。

③ 将数据冻结并限制访问权限，以防止未经授权的修改或查看。

通过严格执行以上数据过程管理，可以有效保障临床试验数据的可靠性和准确性，为评估治疗效果和安全性提供可靠的依据。

第三节・数据清理

在进行数据清理的过程中，需要不断地对数据进行监查和核对，才能保障数据的准确性和完整性。同时，还需要对数据清理的结果进行评估和反馈，以便及时发现和纠正潜在的问题。本节将对数据清理所涉及的内容进行阐述。

一、确定数据清理相关方

在进行数据清理前，需要进行详细的规划，并在1～2个月前发出数据清理计划。项目管理人员在收到数据清理计划后，首先要明确各个角色的相关方。

① CRC　与哪些时间和任务有关联?

② CRA　与哪些时间和任务有关?

③ DM　与哪些时间和任务有关?

④ MM　与哪些时间和任务有关?

⑤ PV　与哪些时间和任务有关?

⑥ 中心实验室　与哪些时间和任务有关?

⑦ 中心影像　与哪些时间和任务有关?

⑧ 研究者　与哪些时间和任务有关?

二、明确数据清理的里程碑

根据里程碑，与DM、MM、PV及相关部门制定明确的数据清理节点。同时，根据本次数据清理计划里程碑，要明确各个角色完成任务的时限。

① 明确数据清理的时限。

② CRC最迟完成数据录入的时间。

③ CRA、DM、MM、PV最迟一批质疑发出的时间。

④ CRA最迟完成SDV的时间。

⑤ 质疑最迟解答的时间。

⑥ 医学编码完成时间。

⑦ 数据冻结时间。

⑧ 数据审核会时间。

⑨ 数据PI审阅时间。

⑩ 数据库锁定时间。

三、数据清理任务上传下达

在确定数据清理的里程碑时间后，这个时间是不会轻易改变的。要将准时完成任务的信号传达给项目组人员，同时做好思想建设，杜绝出现完不成就延迟数据清理时间计划的想法。可以通过邮件、会议或微信等方式，明确告知CRA和CRC数据清理计划的时间节点和要求，并确保这些信息能够传递到项目组的每个成员。

① 快速、准确地传达与CRA/CRC相关的数据清理时间节点给每个CRA/CRC。

② 快速传达与DM相关的数据清理时间节点给DM团队。

③ 快速传达与MM相关的数据清理时间节点给MM团队。

④ 快速传达与PV相关的数据清理时间节点给PV团队。

⑤ 快速传达与中心实验室相关的数据清理时间节点给中心实验室。

⑥ 快速传达与中心影像相关的数据清理时间节点给中心影像。

⑦ 快速传达与研究者团队相关的数据清理时间节点给研究者团队。

四、数据清理过程风险评估

作为项目经理，应从时间和人员配合度两个维度进行风险评估，提前做好风险分析，并采取相应的风险控制措施，将导致数据清理困难的风险降到最低。

① 评估在数据清理期间，每家中心的CRA/CRC的工作时间是否充足。

② 评估在数据清理期间，CRA/CRC的经验和能力是否能够胜任数据清理的要求。

③ 评估在数据清理期间，本中心研究者的配合程度。对于配合度差的研究者，项目管理团队应提前制定公关策略并提供给CRA和CRC支持方法。

④ 评估在数据清理期间，对于受试者入组量大的中心以及数据清理期间访视多的中心，项目管理团队需要提前评估CRA和CRC的精力和时间投入是否足够，并提前做好增加人员支持的调配计划。

⑤ 评估在数据清理期间，了解各中心对于数据清理和锁库的特殊要求，并对需要完成第三方稽查/申办者自查/机构质控等才能锁库的中心提前做出相应安排，避免无法在截止日期前完成数据锁库。

五、重视数据清理报告分析

项目经理应在收到DM发出的报告或每天自我导出数据报告后进行报告分析。分析打开的质疑和数据缺失页面，分析CRA是否及时对修改后的数据进行SDV。

① 分析哪些页面容易出现质疑。

② 分析质疑主要集中在哪些研究中心。

③ 对于质疑和数据录入缺失页较多的中心，重点关注是否可以在规定的数据清理时间内完成。

④ 对于无效质疑回复过多的研究中心，要教育并强调准确回答质疑的重要性。必要时跟CRA/CRC进行一对一会议，培训质疑解答的思路及要求准确回答质疑的重要性。

六、数据清理共性问题解决

对于一些共性的质疑，与DM/MM讨论解决办法并及时传达给CRA/CRC，以避免各家中心反复询问同类问题。对于大量需要修改原始病历的共性质疑，准确梳理逻辑后给以CRA/CRC思路指导，以避免原始病历修改错误。对于数据录入的问题，CRC应认真细致地参照EDC录入指南进行数据录入，而CRA则应认真做好源数据的一致性监查。DM、MM、PV应定期对数据进行逻辑核查和质控以确保数据质控过程得到控制。提前发现数据录入的问题并提前沟通解决及培训项目组成员常见EDC录入错误问题，避免都集中在数据清理阶段发现。

七、数据清理跟进方法

（1）勤报告　每日导出数据报告，并将其发送给项目组以提醒并促进问题的解决。

（2）勤跟进　采取每日跟进的策略，形成24小时内的清理时限反馈机制。

（3）勤沟通　建立DM的快速沟通群，以便于在遇到不清楚的问题时能够及时讨论并找到解决方法。

（4）勤思考　对于超过一周仍未解决的问题，需要思考其原因，并与CRA/CRC及时沟通，熟读EDC录入指南，分析问题所在，并针对性地解决。为团队提供足够专业的支持。

（5）勤表扬　对于及时解决数据问题的中心，应给予及时的表扬，以给研究团队人员提供积极的反馈和动力。

数据清理是保障试验数据准确性重要步骤之一。通过本节的讨论，强调确定数据清理相关方、明确数据清理的里程碑、数据清理任务的下达、数据报告分析与跟进等关键内容。只有在各个环节都充分考虑和有效执行，才能确保数据清理工作的顺利完成。

第四节・数据审阅

数据审阅是确保临床试验数据准确性和完整性的重要一环。本节分享在数据锁库前，研究中心对数据的审阅。

一、数据审阅的必要性

数据审阅是确保数据质量和可靠性的重要步骤。主要研究者（PI）或授权的研究团队人员通过对数据的审阅，可以及时发现并纠正录入错误，提高数据的准确性和完整性。

二、数据审阅的重要性

数据审阅是保障临床试验数据质量的重要环节，能够帮助PI和研究团队及时发现数据录入错误、缺失或不一致性，从而最大限度地减少后续数据分析和解释过程中可能出现的偏差和误导性结论。此外，数据审阅还有助于确保所有数据符合监管要求和研究计划的规定，提高研究的可信度。

三、数据审阅注意事项

（1）审阅频率　根据申办者的规定，确定合适的审阅时间和频率，特别是在中期分析和最终分析前，对重要数据的审阅尤为重要。

（2）数据签字　审阅后的数据应由PI或其授权人员进行确认，签字应及时进行，且对整个数据库而非单个页面进行审阅和签字。

（3）签名设计支持　为帮助PI或其授权人员及时审阅数据并在EDC中签字，在EDC系统设计时，应该有可以支持对数据签字的设计。

（4）早期审阅　PI或其授权人员应在项目开始阶段就持续审阅数据，以便及时发现并纠正录入缺陷，并采取预防措施。

（5）账号确认　至少在计划锁库前一周确认PI或其授权人员的账号是否可以正常登录使用，如异常无法登录，重新设置账号密码。

（6）审阅人员确认　至少在计划锁库前两周确认PI或其授权人员是否在科室，是否有出差计划等，如有出差计划，提前沟通好应对措施。

数据审阅是临床试验数据质量的关键步骤，在整个研究过程中都具有重要意义。通过严格的数据审阅，可以最大限度地保证试验结果的准确性和可信度。

第五节・案例

一、案例一

1. 案例分享

某项目计划在2022年4月1日进行数据审阅，并在上午11点接收到可以开始数据审阅的通知。原计划审阅完成时限为2022年4月2日，但4月2日恰好是周六，这意味着实际上留给研究中心进行数据审阅的时间只有一天。

在数据审阅过程中，出现了一些突发状况。

① PI的账号在3月29日重置了密码，但在4月1日发现无法登录，需要重新找回密码。有些PI因为要上手术，CRC需要抱着电脑守候在手术室外面等待PI出来。

② PI需要参加医疗组的核酸检测，CRC无法进入科室，只能通过远程电话与PI进行沟通并确认数据点的审阅情况。

③ 临近清明节，PI忘记了要进行数据审阅。为了确保审阅能够完成，CRC通过视频连线与PI进行了沟通并协助其完成审阅。

在审阅过程中，项目经理应动态关注各家中心的PI审阅进度。对于未及时反馈完成情况的中心，项目经理需亲自进行电话确认。对于遇到困难的中心，提供指导措施并强调完成时限。

通过研究者团队、申办者、CRO和SMO的共同努力，32家中心在一天时间内顺利完成了数据审阅任务。

2. 案例分析

为了确保PI能够按时完成EDC审阅数据这一重要任务，数据锁库审阅需要提前做好充分的准备工作。

① 提前告知PI数据审阅的时间，了解其工作计划安排，包括是否会出差或休假等。如果PI有其他安排计划，应提前沟通并授权其他研究者协助审阅。

② 提前了解CRC/CRA是否有休假情况，并做好后备计划安排。

③ 提前核对PI的EDC账号是否可以正常使用，确保每家中心的PI账号都能够正常登录且核对到位。

④ 提前识别无法登录的PI账号，指导CRC协助PI重置密码或重新激活账号。

⑤ 对于无法使用的EDC账号，应提前与PI预约时间以进行EDC账号密码的重置。

⑥ 提前培训PI关于EDC审阅的操作流程，并为CRA/CRC提供审阅步骤的视频分享，以便他们能够准确地指导PI进行EDC页面的审阅。

临床试验过程中产生的数据准确性直接关系到统计分析的可靠性，而EDC录入的准确性更是对试验结果产生重大影响。因此，数据清理工作环节的重要性不言而喻。

二、案例二

1. 案例分享

某项目某中心有115个访视的数据未能在电子数据采集（EDC）系统中及时录入。它提醒了数据过程管理的重要性。

2. 案例分析

① 如果将数据录入放在数据清理阶段进行，可能会产生一系列问题。

② 申办者可能无法及时获取关键疗效数据，从而影响研究结果的准确性和分析。

③ CRA也无法及时进行监查，无法确保数据的完整性和正确性。

④ 可能无法及时发现数据是否正确完整地录入到EDC中。

⑤ 可能遗漏关键性检查但未进行录入，CRC或研究者未发现漏做检查项。

⑥ 无法及时发现访视过程中是否有方案违背发生。

⑦ 可能导致原始数据丢失的风险。

如果在早期数据核查的过程中没有及时发现问题，并及时进行适当调整，在试验后期这些数据问题通常无法改变，后期的弥补只能通过微调或者有限的处理，进行纠偏，是一种滞后的处理，可能会对整个临床试验的质量产生影响。

数据管理质量关系到临床试验过程的真实性和统计分析结果的可靠性，数据管理问题直接影响临床试验整体质量和结果。因此，应该高度重视数据过程管理，尤其是及时进行数据录入和数据监查。只有这样才能保障数据的准确性和完整性。

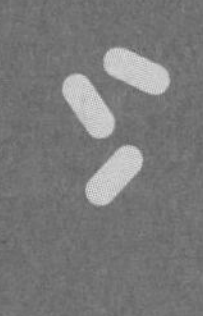

第十四章

盲态保持

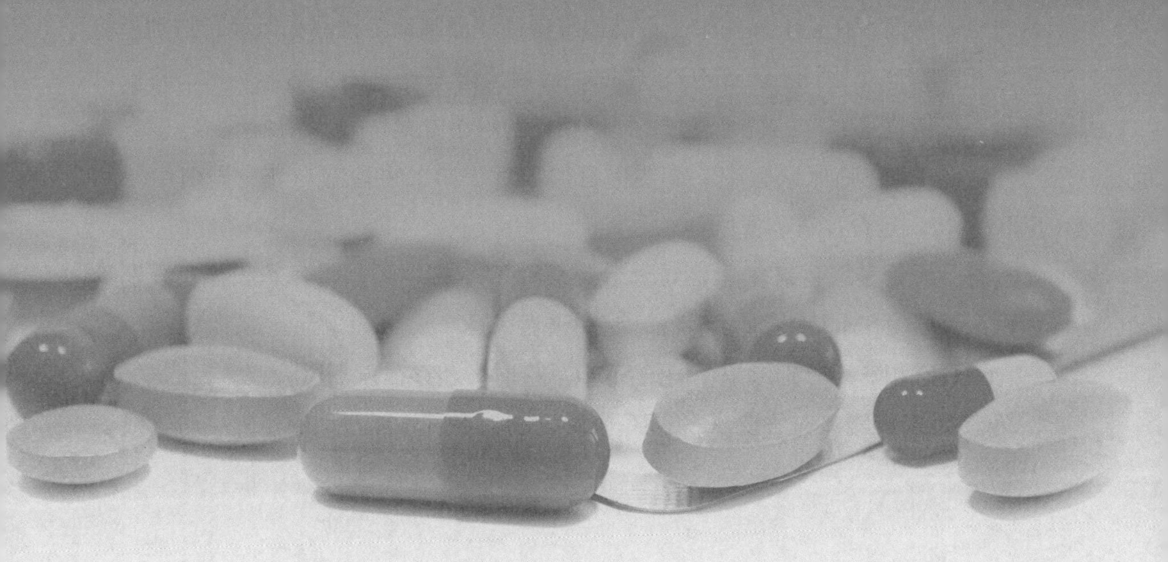

临床试验是新药研发和治疗方法探索的关键环节，但在双盲临床试验中，一些破盲风险常常被忽略，这些破盲风险可能会对试验的结果产生不良影响，甚至可能危害到受试者的权益和安全。

《T/CQAP 3013—2023临床试验数据管理质量核查要点》“3.12盲法”表明，“在临床试验中使研究参与者（研究参与者及其陪同人员）和/或研究者方（申办者及其委托机构、临床试验机构、其他相关机构等人员）不知道治疗分组信息。盲法一般分为双盲（研究参与者与研究者均不知分组信息）、单盲（研究参与者不知分组信息）和非盲（研究参与者与研究者均知晓分组信息，也称开放试验）。”

《T/CQAP 3013—2023临床试验数据管理质量核查要点》“3.14盲态保持”中定义，“根据临床试验确定的盲法（3.12），在分配隐藏和研究产品编码等设盲措施建立后，直至揭盲前，全部或部分研究参与人员一直对研究参与者的治疗分组信息处于盲态。盲态是试验中研究参与者和/或研究者不知道试验中使用的处理方法，以减少对研究结果的干扰。试验中应采用客观方法的盲态保持，尽量避免应用主观方法的盲态保持。”

本章将深入剖析双盲临床试验中的保盲管理要点，帮助临床试验从业人员更好地了解如何预防潜在的破盲风险和问题，以确保试验结果的可靠性。

第一节 · 非盲问与答

在有破盲风险的临床试验中，保持盲态是试验结果客观性和准确性的关键因素之一。然而，在现实操作中，盲态的维持往往面临诸多挑战和风险，特别是将盲态和非盲态交由同一家SMO承接时，破盲风险可能进一步增加。本节将探讨在盲态保持背景下常见的问题，并提供相应的解决方案。

问题1　在临床试验中，需要保盲的项目，如果将盲态与非盲同时给一家SMO承接，是否存在破盲风险？

答：无论是将盲态和非盲同时给一家SMO承接，还是将盲态和非盲分别给予两家及以上SMO承接，都存在一定的破盲风险。

当盲态和非盲分别给予不同的SMO承接时，还存在以下风险：

① 延误启动　对于要求在CRC协议完成签署后才能启动的研究中心，或者

CRC协议需要与主协议一起递交签署的研究中心，如果两个SMO公司之间的沟通不及时，可能会导致信息获取不同步，非盲SMO对临床研究主协议审核进度的了解可能滞后，或者非盲SMO公司的CRC协议准备速度可能比盲态SMO公司慢，或者任何一家SMO公司内部的签署流程慢，这些都可能导致项目启动的延误。

② 矛盾和摩擦　每次有受试者需要进行治疗随访并用药时，都需要两个SMO公司的CRC进行沟通协调。如果他们的责任心不强，可能会导致随机用药、试验药物转运时间安排不顺畅等问题。申办者可能需要同时与两个SMO公司进行沟通协调，这会增加沟通成本，并可能产生矛盾和摩擦。

问题2　有什么措施可以预防在将盲态和非盲均给同一家SMO时不出现破盲风险?

答：为了防止破盲，可以采取以下措施。

① 人员分开培训和管理　同一家SMO公司的盲态和非盲CRC团队应分开进行培训和管理。这样可以确保两个团队之间的信息隔离，防止任何潜在的破盲情况。

② 文件分开存档　盲态和非盲相关的临床试验文件应分开存档。这样可以确保两个团队之间的信息隔离，并防止任何潜在的破盲情况。

③ 避免团队间的交流　盲态和非盲CRC团队不应来自同一个科室或同一区域，也不应在同一地点办公。这样可以减少两个团队之间的交流和潜在的信息泄露。

④ 进行保盲相关培训　对两个团队进行专门的保盲相关培训，并确保他们严格遵守非盲SOP执行。这样可以增强团队的保盲意识和能力，并降低破盲风险。

问题3　哪家SMO公司的非盲项目管理SOP最完善?

答：据我们所知，行业排名前五的SMO公司都有完善的非盲项目管理SOP。而具体哪家公司的非盲项目管理SOP最完善，可能需要具体比较和评估各家公司的SOP内容和执行情况。

问题4　在同一个项目组中，A中心的非盲CRC能否同时担任B中心的盲态CRC？

答：只要A中心的非盲CRC不接触与A中心相关的盲态相关内容，他/她可以同时在同一个项目组中担任B中心的盲态CRC。这样可以确保信息隔离，并防止任何潜在的破盲情况。但对于同一个申办者同一个产品开展多个临床试验且给同一家SMO负责，在同一个研究中心，同一个CRC最好不要同时做A项目的盲态CRC，又做B项目的非盲CRC。

问题5 如何存放非盲资料和盲态文件以确保不会破盲?

答 为了确保不会破盲，非盲资料和盲态文件应分开存放，并由专人专柜专锁管理。这样可以确保两个类型文件之间的信息隔离，并防止任何潜在的破盲情况。

问题6 非盲和盲态研究团队人员是否可以讨论受试者用药情况?

答 非盲和盲态研究团队人员之间不得进行受试者用药情况的讨论。任何涉及受试者用药信息的交流都可能破坏盲态，从而影响研究的公正性和准确性。

问题7 非盲还是盲态研究团队人员进行临床试验药物的转运?

答：非盲研究团队人员负责临床试验药物的转运工作。这是因为非盲人员能够准确记录和跟踪药物转运的时间、地点和数量等信息，确保药物在运输过程中安全、准确到达目的地。

问题8 非盲还是盲态研究护士进行临床试验药物的配制?

答：非盲研究护士负责临床试验药物的配制。这是因为非盲人员能够准确记录和跟踪配制过程，确保药物配制的准确性和安全性。同时，非盲人员还能够及时发现和处理配制过程中可能出现的问题。

问题9 非盲还是盲态人员回收临床试验药物的空瓶或者外包装?

答：非盲研究团队人员负责回收临床试验药物的空瓶或外包装。这是为了确保能够准确记录和跟踪回收过程，防止任何可能破坏盲态的情况发生。

问题10 非盲还是盲态研究护士进行受试者输液?

答：盲态研究护士负责给受试者进行输液。这是为了确保在输液过程中不会破坏盲态，保持研究的公正性和准确性。

问题11 非盲人员进行临床试验药物配制时，盲态人员是否可以在场?

答：在非盲人员进行临床试验药物配制时，盲态人员不得在场。这是为了避免任何可能破坏盲态的情况发生，确保研究的公正性和准确性。

问题12 非盲还是盲态CRC协助药品管理员进行临床试验药物配制及保存等表格填写?

答：非盲CRC协助药品管理员进行临床试验药物配制及保存等表格的填写及核对。这是为了能够准确记录和跟踪药物配置及保存的过程，并及时发现和处理可能出现的问题。

问题13　非盲还是盲态CRC在IXRS进行试验药物随机?

答: 盲态CRC先登录IXRS登记受试者访视，登记完成后，非盲CRC凭医嘱或者处方登录IXRS操作随机药物，随机试验药物是非盲CRC在IXRS系统操作，因为非盲CRC能够准确记录和跟踪药物随机分配的过程，确保随机分配的准确性和公正性。

问题14　EDC上涉及的用药页面，非盲还是盲态CRC进行录入?

答: 非盲CRC负责在EDC系统中录入受试者的用药信息。这是为了确保能够准确记录和跟踪受试者的用药情况，并及时发现和处理可能出现的问题。同时，这也是为了防止任何可能破坏盲态的情况发生，保持研究的真实性和公正性。

破盲风险对于临床试验结果的可信度和科学性具有潜在影响。为了有效应对这一挑战，需要采取一系列措施维持保盲，包括盲态团队与非盲团队分开培训、文件分开存档、避免团队间的交流等。通过严格执行这些措施，可以有效地降低破盲的风险。

第二节・非盲团队

非盲团队的诞生，旨在使研究者和受试者均保持盲态，从而消除干扰因素，使得临床试验结果更加可靠和准确。本节将探讨非盲团队在临床试验中的重要性以及其工作职责的授权分配。

一、应运而生的非盲团队

在临床试验中，为了研究结果的客观性和准确性，常常需要设计安慰剂对照。然而，由于试验药与对照药在外观上可能存在差异，为了避免对受试者产生干扰及出现破盲，影响受试者依从性，并确保研究者和受试者均保持盲态，非盲团队应运而生。

非盲团队在静脉用药的临床试验中扮演着重要角色。例如，在需要将试验药物复溶并注入输液袋中时，非盲团队会根据输液袋标签上的受试者编号和符合方案要求的研究药物名称进行操作。这样，无论是盲态研究团队，还是受试者，都无法得知试验药物的组别。

二、工作职责授权分配

为了临床研究的准确性和公正性，盲态与非盲态研究团队的工作人员应进行明确的职责授权分工。避免因授权工作职责交叉而产生破盲风险。

非盲人员负责的工作内容包括：试验药物的配制、接收入库、清点、登记、储存、温度记录、核对、分发、返还清点和销毁等。

而盲态人员则负责：协调研究者下医嘱或写处方以及受试者的观察等。

此外，在用药前，盲态CRC与非盲CRC需要进行详细的交接，确认受试者编号、访视周期、随机页面，并对药物剂量进行核对，确保无误。同时，也要包括试验药物的配制方法，确保溶剂名称、剂量和浓度正确。

三、非盲人员工作关键流程

1. 临床试验药物的接收

① 当临床试验药物到达研究中心时，非盲CRC需协助药品管理员核对药物的数量、包装和温度记录。

② 合格的临床试验药物将被储存在GCP药房或机构指定的位置。

③ 在IXRS系统中完成试验药物的入库操作。

④ 如果运输过程中出现超温情况，将在IXRS系统中进行临床试验药物隔离。

2. 临床试验药物的储存

① 根据方案中临床试验药物的储存环境要求进行存放，并核对温度、湿度和避光条件是否符合要求。

② 收集临床试验药物存放的冰箱/恒温箱及温度计的校准证书，确保冰箱及温度计在校准有效期内使用，过期则需要重新进行校正。

③ 尽量将临床试验药物集中存放在GCP药房，若存放在科室则需注意保证药物的安全，并及时上锁，钥匙由授权的非盲药物管理人员保管。

④ 工作日每天记录药物温度或定期打印温度记录报告。

⑤ 取药或检查药物时，确保无盲态研究团队人员在场方可执行。

⑥ 定期检查临床试验药物的有效期，查看药物库存，并及时进行研究药物的申请。

3. 发放及转运临床试验药物

① 授权的非盲人员登录IXRS系统进行随机药操作。

② 非盲人员填写临床试验药物发放相关表格。

③ 在检查无药物超温后，至少由两名人员双核对药物包装盒的完整性、方案编号、受试者编号、药物编号。

④ 对于有特定温度要求的，使用恒温箱将药物转运到科室的指定地方进行配制。

⑤ 在转运期间如出现药品超温、破损等情况，非盲团队不仅要及时处理超温和破损问题，还要及时通知盲态以便调整随访用药安排。

⑥ 临床试验药物分发人员须填写临床试验药物发放/回收登记表等，并做好相关记录。

4. 临床试验药物配制

① 授权的非盲研究护士在指定的配制区域进行药物的配制。

② 再次进行双人核对，确保方案编号、药物编号和受试者编号无误。

③ 根据处方单或医嘱单以及方案要求的浓度，非盲研究护士进行药物的配制，并在输液袋上明确标注受试者编号及试验药物代号。

④ 护士在配制好药物后，非盲CRC协助回收空瓶空盒，并完成相应的表格填写。

5. 配制好的药物转运交接

① 非盲护士将配制好的药物交给盲态护士进行受试者输注（此时非盲的工作结束）。

② 盲态研究团队负责后续的药品输注、受试者状态观察、生物样本采集、病历书写等流程。

6. 药物回收/销毁

① 授权的非盲人员须按照研究中心的要求和方案要求，将剩余的试验药物

回收至指定位置。

② 授权的非盲人员需填写试验药物回收记录表。

③ 非盲CRA在监查时需清点试验药物，核对药物发放使用库存表，及时回收已过期的试验药物或需要销毁的剩余药物及包装盒。

④ 在研究中心关闭前，对于未使用的试验药物，须及时清点并快递至申办者指定的地址进行销毁。

四、非盲临床试验相关文件管理

① 非盲人员负责填写临床试验药物接收、储存、转运、配置、回收等相关记录。

② 保存药物相关文件，包括药物温度记录、发药处方、IXRS系统中临床试验药物发放记录。

③ 非盲药物文件夹需显著标识为非盲文件，避免盲态人员接触。

在整个非盲项目管理过程中，需要在研究中心启动前梳理试验药物存放位置，尽量沟通将试验药物存放在GCP药房。对于不得不存放在科室的药物，需提前预防超温风险并加强措施管理与落实。

同时，盲态与非盲两个研究团队需时刻注意破盲风险，确保不出现破盲、配液错误或配液浓度错误的情况。如果出现超温的药物，非盲必须第一时间通知申办者评估是否继续使用，并及时上报药物超温情况。

此外，为了有效预防破盲，最好在临床试验实施过程中制定相关SOP，并严格按照SOP开展非盲工作。同时做好保盲应急预案，以便在紧急情况下能迅速采取应对措施。

第三节 · 案例

一、案例分享

某项目需要保盲，但由于办公环境限制，盲态CRC和非盲CRC在同一个空间办公。每次受试者来随访，非盲CRC都能碰见受试者。盲态CRC随机完后无意中跟非盲CRC讨论了受试者的情况。

二、案例分析

由于盲态CRC和非盲CRC在同一空间办公，这可能对保盲造成风险，对于案例处理建议：

（1）物理空间规划　尽可能将盲态CRC和非盲CRC的办公区域进行物理隔离，或者至少在有受试者随访时确保非盲CRC无法看到盲态CRC的电脑屏幕或受试者信息。

（2）访视时间管理　如果可能，尽量在受试者到访时，让非盲CRC暂时离开办公室，以减少非盲CRC接触到受试者信息的可能性。

（3）培训与教育　对所有CRC进行保盲的重要性和相关规定进行培训，确保他们了解保盲的含义和实施细节。强调在受试者面前，即使已经完成了随机化过程，也要保持盲态。

（4）避免不必要的讨论　尽管这是盲态CRC无意中提及的，但应明确规定CRC之间不允许讨论受试者的任何信息，除非这是研究程序的必要部分。

（5）考虑使用隔音设备或私密空间　如果办公室环境无法进行物理隔断，考虑使用隔音设备或设立私密空间，以保护盲态研究的保密性。

（6）事件报告与纠正　如果再次发生类似情况，应立即报告并采取纠正措施。这可能包括对涉事人员进行额外的保盲培训。

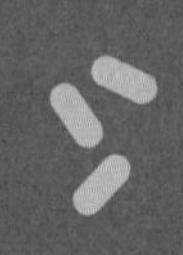

第十五章

方案偏离管理

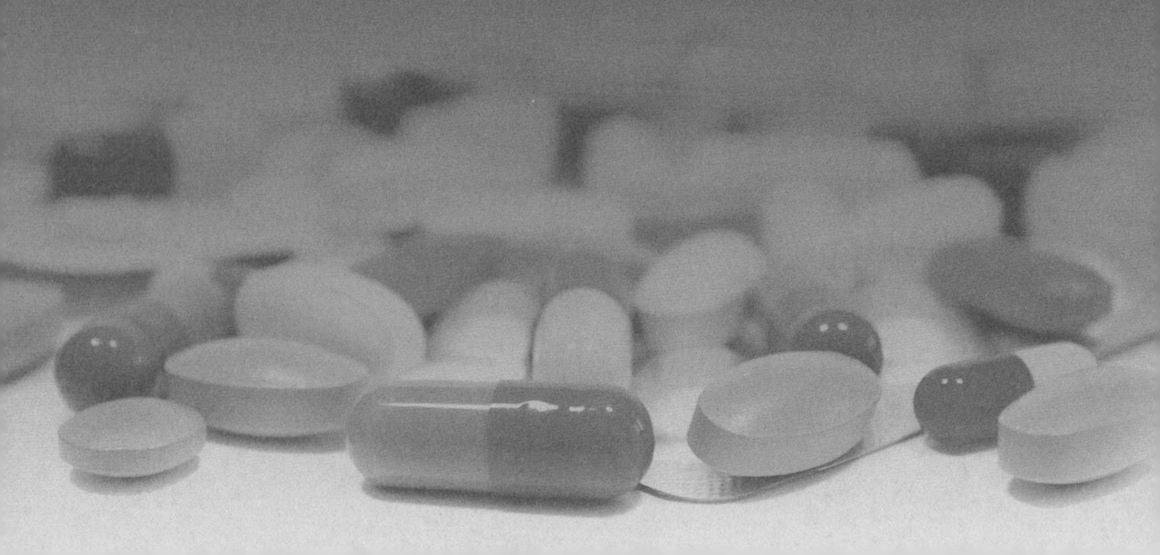

在临床试验方案设计时，申办者会采取一系列详尽的措施来尽可能减少试验中可能出现违背及偏离方案的情况。然而，尽管如此，由于研究团队在操作流程上的疏忽或对方案理解的不足，试验执行过程中仍可能出现方案偏离。

方案偏离可能源自各种各样的原因，比如研究团队的错误操作、未遵循入组标准、未遵守随机化程序、未按照流程图做各项检查等。有些偏离可能比较轻微，不会对试验结果产生太大影响，但严重的方案偏离可能会导致数据被剔除，使得受试者的数据无法被有效利用。

如果偏离方案的行为没有得到及时的发现和纠正，还可能进一步导致试验的质量受到影响，甚至使得整个研究的结果受到质疑。因此，在临床试验执行过程中，必须时刻警惕并积极避免出现方案偏离的情况。

研究团队需要熟悉方案和操作指南，时刻保持高度的警觉性，每一步操作都严格遵守研究方案。同时，申办者或指定人员定期进行监查和请外部稽查也是很有必要的，以便及时发现并纠正可能的方案偏离。此外，对于出现的方案偏离，应进行详细的记录，并在需要时上报给伦理委员会审查，并对研究团队进行培训。

第一节・方案偏离

方案偏离是一种常见但不可忽视的问题，它可能对试验结果的可靠性产生不利影响。严重方案偏离可能会对受试者的权益、安全性或试验数据的有效性造成严重影响。

一、方案偏离定义

《T/CQAP 3013—2023临床试验数据管理质量核查要点》“3.32方案偏离”的定义，“任何有意或无意偏离和不遵循临床试验方案规定的治疗、检查或数据收集规程未经伦理委员会批准的行为。

注：根据其严重程度和影响力分为严重方案偏离（major protocol deviation）、轻度方案偏离（minor protocol deviation）。严重方案偏离：可能会影响到研究参与者权益、安全性或有效性数据。在统计分析时将会考虑从符合方案人群（per protocol）或其他分析数据人群中剔除，并在临床研究报告（CSR）中描述说明。

轻度方案偏离：对研究参与者权益、安全性或有效性数据影响较小或没有影响，一般不会导致数据从分析集中剔除。”

二、方案偏离分类

《T/CQAP 3013—2023临床试验数据管理质量核查要点》7.15表明“方案偏离包括严重方案偏离、轻度方案偏离，核查要点如下：

a）PD定义合理，PD列表记录信息完整，描述真实、明确，包括等级评估结果和时间；

b）PD处理符合 GCP 原则，措施规范适当，处理结果与数据审核决议内容一致；

c）列表中的PD相关数据记录与数据库中的记录一致。”

三、导致方案偏离的原因

1. 方案设计方面

① 入选标准/排除标准设计不合理。

② 方案设计过于复杂，不易理解。

③ 方案要求的检查繁多导致漏做。

2. 研究者方面

① 研究团队未能充分理解研究方案操作标准流程和要求。

② 在知情同意过程中，未及时向受试者解释清楚方案的要求或依从性教育欠缺。

3. 申办者方面

① 关键疗效指标检测标准不符合研究方案的要求。

② 研究药物出现供应问题，导致受试者的药物无法及时供应。

4. 受试者方面的原因

① 受试者没按照流程设计进行，比如访视超窗，没按照要求做完相关检查，漏做检查。

② 依从性不佳，漏服研究药物，没完整填写受试者日记卡等。

四、方案偏离处理

① 启动阶段　项目管理人员需撰写方案偏离处理计划。该计划应对方案偏离进行明确定义，制定严重违背及轻度方案偏离的判断标准，并对方案偏离的跟踪和管理进行明确规定。

② 临床试验期间　如试验方案有所更新，应同时更新方案偏离处理计划，但在数据库锁库前必须最终定稿。

③ 方案偏离处理计划中还需规定PD报告/审核的频度　所有检出的PD应记录在PD报告中，详细记录发现时间、事件发生时间及过程、原因及相应的处理措施。对于严重的PD，应报告给伦理委员会，方案偏离处理计划书中应详细描述给药监部门和伦理委员会的报告流程。

④ 全面的管理方案偏离　从准备、发现和收集、确认、审核及分析，到最后关闭，都非常重要，特别是重大方案偏离的界定。

五、方案偏离上报流程

在监查过程中，监查员发现任何偏离方案的情况，应立即做好详细记录。一旦发现违反方案的行为，监查员应针对具体情况填写“违反方案记录表”，该表格应包括以下内容：

（1）发现时间　应记录偏离方案被发现的具体日期。

（2）事件发生的时间及过程　应详细描述事件发生的日期、过程和细节，以便于判断问题的严重程度。

（3）原因分析　应深入分析产生方案偏离的原因。

（4）处理措施　应详细记录采取的相应处理措施，包括对受试者采取了哪些措施，对研究数据的处理采取了哪些措施，对研究团队采取了哪些预防纠正措施等。

（5）偏离情况审核　监查员应将违反方案记录表以邮件形式发送给项目经理审查。项目经理在接到表格后，应对偏离情况进行评估，并提出相应的建议由申办者进行审批，以决定受试者是否可以继续参与临床试验。如果申办者批准受试者继续参与临床试验，则应采取必要的措施来纠正偏离并防止类似事件再次发生。如果申办者决定终止受试者的参与，则应立即通知研究者和受试者，并为受试者提供必要的支持和帮助。

（6）报告伦理委员会及申办者　监查员应及时将偏离方案的情况报告给伦理委员会和申办者，以便他们了解情况并采取相应的行动。

方案偏离在临床试验中是一个不可忽略的问题，其可能由多方面的原因导致，包括方案设计、申办者、受试者等方面。为了有效处理方案偏离，迫切需要制定明确的方案偏离预防和处理计划。通过合理的监测和处理，可以最大限度地减少方案偏离对临床试验结果的影响。

第二节・方案偏离管理

认识到减少方案偏离的重要性，共同致力于改进方案偏离的管理，减少方案偏离的发生，对于提高项目质量很有帮助。

一、方案偏离管理及改进措施

对于已出现的方案偏离，需要采取一系列的管理和改进措施来确保类似问题不再发生。

（1）建立完善的方案偏离记录　应建立一套完整的方案偏离记录跟踪表，用于详细记录每个方案偏离的细节和相关处理措施。这样可以帮助更好地了解问题发生的原因和过程，为后续的改进提供参考。根据申办者/CRO相关规定或建议，研究者对方案偏离情况及其涉及的受试者采取相应的处理措施，并在原始资料中做好记录。

（2）加强培训和教育　一旦发生方案偏离，尤其是重大方案偏离和发生频率较高的方案偏离，应在项目经理指导下分析发生方案偏离的根本原因，对相关人员进行再次培训，避免类似情况再次发生。针对研究者团队，加强方案和操作流程的培训和教育，提高他们对研究方案的理解和遵守能力。培训内容可以包括试验方案的设计、标准操作流程、中心实验室操作手册、受试者管理等方面的知识和技能。

（3）完善研究方案设计　在研究方案设计阶段，应充分考虑可能出现的问题和风险，并制定相应的应对措施。同时，还应尽可能简化操作流程，降低操作难度，减少因操作不当导致的偏离。

（4）加强沟通和协作　在研究过程中，监查员、研究者、伦理委员会和申办者之间应保持密切的沟通和协作关系。一旦确认发生方案偏离，按照申办者和伦理委员会要求的时限和流程向申办者和伦理委员会报告，保存书面记录。常规情况下，CRA会准备相应的伦理递交信由研究者签字确认后递交。紧急情况下，研究者一旦确认方案偏离，也可自行向伦理委员会递交报告。

（5）定期评估与改进　应定期对已出现的方案偏离进行评估和总结，分析其原因和影响，并制定相应的改进措施。同时，还应不断优化和完善监查流程，提高监查质量和效率。

（6）加强受试者教育和管理　针对受试者依从性问题导致的偏离，应加强受试者的教育和管理，比如应加强服药依从性教育，加强按时访视教育等。提高他们对试验方案的依从性和理解程度。

二、减少方案偏离的重要意义

（1）保护受试者权益　方案偏离可能导致受试者的治疗、检查或数据收集不符合试验方案的规定，从而对受试者的权益产生潜在风险。通过减少方案偏离，可以确保受试者得到正确的治疗和保护，同时降低潜在的不良事件发生率。

（2）保障研究质量　方案偏离可能影响研究的可靠性和准确性。当偏离方案的事件发生时，可能会对数据的完整性、准确性和可解释性产生负面影响。减少方案偏离可以增强研究的可靠性和准确性，从而为科学研究和决策提供更有价值的数据支持。

（3）确保研究结果的可靠性　临床试验的结果对于医疗决策和治疗方法的发展具有至关重要的意义。减少方案偏离可以提高研究结果的可靠性，从而为医生和患者提供更安全、有效的治疗选择。

（4）符合伦理要求　临床试验涉及对受试者的操作和干预，必须遵循严格的伦理标准。减少方案偏离可以确保试验符合伦理原则和法规要求，同时增强受试者对研究的信任和参与的积极性。

（5）提升研究机构的声誉　减少方案偏离可以体现研究机构和研究者团队的严谨性和专业性，提高其在行业和公众中的声誉。这对于研究机构和研究者团队的长远发展具有重要意义，可以吸引更多的受试者加入研究和信任研究结果。

减少方案偏离在临床试验中具有重要的意义，有助于保护受试者权益、提高研究质量、确保研究结果的可靠性、符合伦理要求并提升研究机构的声誉。因此，在临床试验中，必须严格遵守试验方案，遵守操作指南，加强监查和管理研究中心质量，及时发现和处理任何偏离情况，以确保研究结果的完整性和可靠性。

第三节・案例

一、案例分享

某肿瘤项目，在受试者筛选期评估肺部有病灶，EDC中随机分层因素录入无内脏转移，研究者团队在进行随机分层时未充分核实受试者的肿瘤转移情况，也没有仔细查阅筛选期的影像学检查记录，导致分层因素及随机错误。

对此严重方案偏离行为，CRA在监查过程中及时发现并详细记录了方案违背情况，将此情况迅速反馈给项目组，并按照规定将方案违背情况上报伦理委员会。

二、案例分析

随机分层错误的出现，主要是由于研究者团队在执行随机化过程（IRT）时未严格遵守方案，未仔细审查受试者的详细病历资料。这不仅影响了研究的准确性，也可能对研究结果的可靠性产生负面影响。

① 必须高度重视受试者的筛选和评估过程，确保所有相关的医学信息都被正确理解和录入。

② 在进行随机化分层时，必须仔细核对受试者的各项入组标准，以确保分层的正确性。

③ 研究者团队在执行研究过程中应保持高度的专业性和责任心，严格按照方案执行。

④ CRA在监查过程中应保持敏锐的观察力，及时发现并记录方案违背情况，及时对研究者团队进行纠正和再次培训，防止问题扩大。

⑤ 对于发现的方案偏离，应立即上报伦理委员会，以便及时纠正错误，确保研究的合规性和科学性。

通过这次随机分层错误事件，应认识到准确记录和评估受试者的病历和完整检查报告对于临床试验的重要性，在随机时双重核对随机分层因素的重要性。

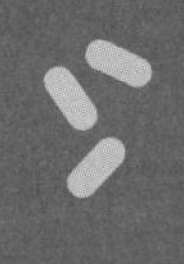

第十六章

特殊情况处理

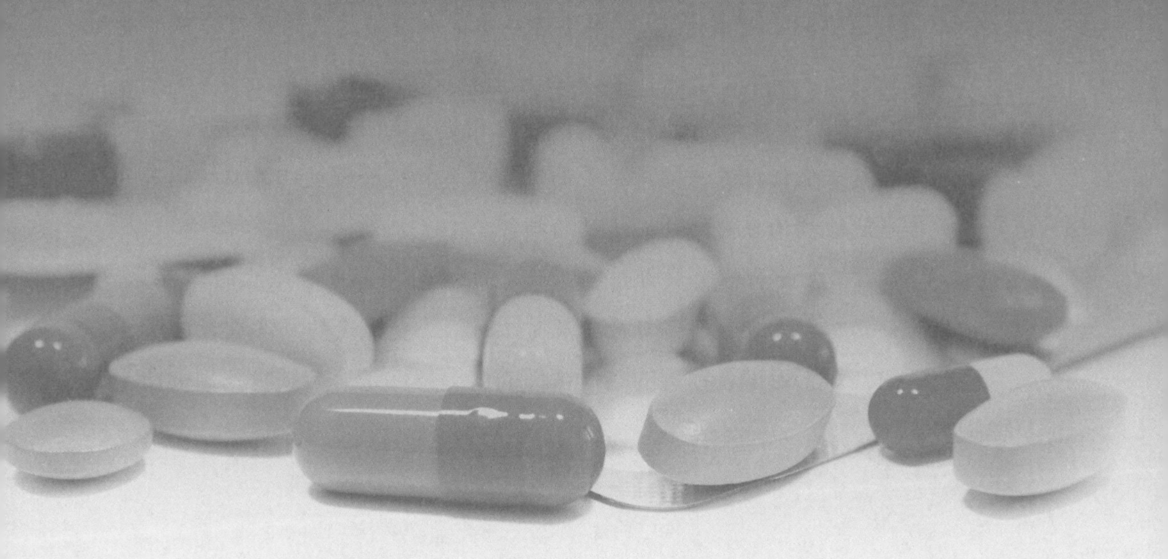

在临床试验进行过程中，可能会面临各种各样的特殊情况，当出现特殊情况，需要研究团队紧急应对，保护受试者权益和安全，保障临床试验顺利进行下去。本章就临床试验中的医疗纠纷、死亡终点事件收集、突发公共卫生事件的处理展开讨论并提供应对措施。

第一节 · 临床试验中的医疗纠纷

GCP“第二章 术语及其定义”第十一条对临床试验的定义为，“临床试验，指以人体（患者或健康受试者）为对象的试验，意在发现或验证某种试验药物的临床医学、药理学以及其他药效学作用、不良反应，或者试验药物的吸收、分布、代谢和排泄，以确定药物的疗效与安全性的系统性试验。”

由于临床试验涉及人的健康和生命安全，因此需要严格遵守伦理原则和法律法规。然而，由于临床试验的复杂性和不确定性，医疗纠纷在临床试验中并不罕见。

为使临床试验的顺利进行和受试者的权益得到充分保障，研究团队需严格遵守伦理规范和法律法规，并对出现的不良事件和死亡事件进行全面调查和分析。同时，遵循法规要求、总结经验教训、加强与家属的沟通等也有助于减少医疗纠纷的发生，为受试者提供更安全、可靠的治疗方案。

一、临床试验中医疗纠纷的赔偿或补偿

GCP第五章第三十九条规定，“申办者应当采取适当方式保证可以给予受试者和研究者补偿或者赔偿。

（一）申办者应当向研究者和临床试验机构提供与临床试验相关的法律上、经济上的保险或者保证，并与临床试验的风险性质和风险程度相适应。但不包括研究者和临床试验机构自身的过失所致的损害。

（二）申办者应当承担受试者与临床试验相关的损害或者死亡的诊疗费用，以及相应的补偿。申办者和研究者应当及时兑付给予受试者的补偿或者赔偿。”

由上可知，对于受试者损害的赔偿责任的前提条件是“与试验有相关性”的身体损害。

“与试验有相关性”可能是与试验药物有关，还可能是与临床试验方案的对照药品或安慰剂，或者与研究方案流程图所要求的各项检查和操作程序等相关。

二、临床试验中可能出现的医疗纠纷

（1）受试者权益保护不足 如临床试验方案或研究药物存在缺陷，或者试验过程中的权益保护措施不到位，或在用药过程中发生严重不良事件处理不当等，可能会引发受试者和家属的不满和投诉。

（2）试验过程不规范 如未按照试验方案进行研究、未按规定对受试者进行随访、未对受试者的不良反应进行妥善处理等，可能引发医疗纠纷。

（3）知情同意问题 如受试者对试验内容、风险和权益等知情同意方面存在信息不对称，可能会导致医疗纠纷。

（4）突然死亡 受试者在用研究药物治疗过程中，抢救无效，突然死亡，可能会引发医疗纠纷。

三、应对临床试验中的医疗纠纷

（1）加强伦理审查 伦理审查是保障临床试验质量和受试者权益的重要手段。应加强对试验方案、知情同意书等材料的审查，确保其符合伦理原则和法律法规。

（2）完善受试者权益保护措施 制定详细的权益保护措施，包括对受试者的补偿、不良事件处理、医疗救助措施等，使受试者在试验过程中的权益得到充分保障。

（3）提高研究团队素质 对研究团队进行培训和考核，提高其专业素养，减少因操作不当引发的医疗纠纷。

（4）加强知情同意管理 在受试者入组前，应充分告知其试验内容、风险和权益等，确保其完全知情并自愿参加。同时，应加强对知情同意过程的监督和管理，确保其合法合规。

（5）赔偿佐证材料收集 除了知情同意书，还应收集如受试者身份证明、索赔申请、损失清单（治疗相关的费用清单、检查报告、化验单、用药处方或者医嘱等）及其他必要的与确认保险事故的性质、原因、损失程度等有关的其他证明，原始医疗记录、临床试验合同等，另外原始医疗记录应包括病史、不良事件/

严重不良事件起止时间，合并治疗过程、用药情况，试验相关性的判断等。

（6）建立纠纷处理机制　申办者相关部门需尽快与研究者及伦理委员会确认受试者损害与试验的相关性，如确是试验相关损伤，应尽力采取必要合理的治疗措施避免扩大损害，申办者通过保险公司赔付时往往因保险公司赔付流程复杂、耗时久，导致受试者的治疗受限，申办者作为责任主体，应当先行赔偿，将受试者的权益放在第一位。机构和伦理委员会需监督协调申办者的赔付情况，跟踪受试者损害是否得到及时治疗，确认严重不良事件的上报是否客观及时，并保证受试者的隐私和权益不受侵害。

（7）加强法律法规意识　研究团队应充分了解并遵守相关法律法规和伦理原则，以保障受试者的权益和试验的可靠性。同时，应加强对法律法规的学习和培训，提高研究人员的法律意识和素养。

（8）赔偿协商与落实　如果相关性无法确认，应由申办者、研究者与受试者及其家属进行协商，并结合原始病历记录中AE/SAE相关性的程度酌情赔偿，并签署和解书。如赔偿意见未协商一致，可以请医务科参与进来沟通调解，或者通过调解、诉讼、仲裁等法律途径，解决赔偿事宜，由法院判决、仲裁裁决确定赔偿的主体和金额。如协商成功，签署和解书进入赔偿流程。

总而言之，临床试验中的医疗纠纷是一个复杂而重要的问题。为了减少医疗纠纷的发生，应加强伦理审查、受试者权益保护、加强临床试验的管理和监督等方面的工作。同时，应建立完善的纠纷处理机制和加强法律法规意识的培养，以尽量避免出现严重的医疗纠纷。

第二节・死亡终点事件收集

在2022年2月10日的FDA公开审评会议中，国内某知名药企与国外某知名药厂的PD-1单抗申请了非鳞状非小细胞肺癌的一线治疗方案，临床试验数据来自中国。这是首个中国企业利用国内临床数据向FDA申请新药上市的案例，因此在中国医药界备受关注。

在会议中，肿瘤药物咨询委员会（ODAC）最终以14∶1的投票结果建议拒绝批准某单抗，并要求补充临床试验。FDA主要对以下四个方面提出了质疑：

① 临床研究设计的变化。

② 中国临床研究数据是否适用于美国受试者。

③ 以无进展生存期（PFS）作为主要终点是否足够。

④ 与FDA的前期沟通是否充分。

关于第三个质疑，即PFS终点是否足够的问题，申办者认为根据法规，如果PFS的临床效果显著，也可以被视为临床终点。虽然总生存期（OS）没有被设定为显著性水平，但OS的结果是可靠和令人信服的。在PD-1单抗类药物中，PFS和OS的结果是一致的。

从这次事件中可以得到的启示是，对于想要在美国上市的新药，进行头对头研究的必要性不容忽视。因为OS的作用可能会超出预期，并且可能是新药临床研究走向世界的必要条件之一。

一、提高对OS的重视，将OS作为研究终点的必要性

PFS定义为自随机分组至第一次记录疾病进展（PD）或因任何原因死亡（以先发生者为准）的时间。

OS定义为自随机分组至因任何原因死亡的时间。

PFS及OS同时作为主要终点，PFS确实能够比OS终点事件观察得更早，更有利于申办者递交注册申报材料。但OS可信度更高更可靠，OS可避免免疫治疗过程中出现的假性进展。大多数PD-1免疫治疗临床研究都是基于OS获得批准上市。

二、提高记录OS的准确性及时性

① 在设置鉴认代码表时，建议为表格的行高和列宽设置更大的值，以便能够轻松写下5个联系方式。这样可以在后续的操作中拥有更多的灵活性。

② 在获取知情同意的过程中，尽量收集到3个以上的联系方式。如果能获得5个联系方式，那就更理想了。例如，除了受试者本人的手机号码，还应至少收集到两个亲属的手机号码，以及亲朋好友或邻居的联系方式。这样可以在必要时能够更方便地联系到受试者及其相关联系人。

③ 在进行随访时，研究者应尽可能与受试者沟通治疗效果，以增加受试者对研究团队的信任度。对于已经完成研究治疗且依从性不佳的受试者，可以增加电话随访的频率，以加强关怀互动，并确保他们能得到必要的支持。

④ 留存备用联系方式。考虑到现代社会中微信的普及程度，对于有微信的受试者，可以添加他们的微信，以便直接听到受试者本人的声音。语言沟通是一种相对稳妥的方式，可以确保在无法通过其他方式联系到受试者时，仍然能够及时获知他们的存活情况。如果受试者家属有微信，也可以添加他们的微信作为备用联系方式。在必要时能够通过多种方式联系到受试者及其相关亲属。

针对当前国家监管机构对临床试验的严格要求，以OS为研究终点的临床试验需要更加严谨。对于已经死亡的受试者，除了在原始病历上记录死亡信息外，最好能够收集到受试者的死亡证明性文件，如医院的死亡记录、火化证明、户口注销证明、居委会/村委会开具的死亡证明或社保注销证明等。收集其中任何一种证明都可以作为OS证据，以确保在NMPA或FDA核查时具备充分的证据支持。

同时，也应该看到，重视OS对于新药临床试验有百利而无一害。随着国内外临床研究的不断发展和进步，对OS的关注和要求也在不断提高。因此，在新药临床试验中，重视OS的收集、记录和核查是非常必要的，这对于确保试验的准确性和可靠性具有重要意义。

第三节 · 突发公共卫生事件

《北京市突发公共卫生事件应急条例》指出，突发公共卫生事件“是指突然发生、造成或可能造成社会公众健康严重损害的重大传染病疫情、群体性不明原因疾病、重大食物和职业中毒以及其他严重影响公众健康的突发事件。”这些事件具有不可预测性、紧迫性和严重性，需要立即采取应对措施以保护公众健康。

本节以新冠疫情期间临床试验为例，探讨了突发公共卫生事件下如何对临床试验的受试者进行访视的策略。由于突发公共卫生事件的原因，受试者可能无法正常来到研究中心接受访视，这给研究工作带来了挑战。如何减少突发公共卫生事件对受试者正常访视和用药的影响，以确保疗效评估的准确性，是每一个从事临床试验的人都必须面对的问题。

本节将围绕输液给药、口服用药以及转运到其他中心访视三个维度，分享在应对突发公共卫生事件影响过程中采取的给药措施。这些经验可以为临床试验从业人员提供一些参考，帮助共同应对突发公共卫生事件带来的挑战。

一、外院输液给药难度系数大，操作步骤详解

在突发公共卫生事件的情况下，外院输液给药可能会面临多种挑战。受试者用药难度系数大，快递配送也可能会受到影响。在此分享一个成功在外院进行输液用药的案例，为紧急情况下输液项目外院用药流程提供参考。

某四线城市在突发新冠疫情后，新冠病毒感染病例数迅速增加。作为当地唯一的GCP医院，该医院被选为新冠病毒感染定点防治医院。2022年3月13日早上7点半，医院宣布即日起封院，预计未来两个月无法接收临床试验受试者的治疗随访。这给研究者和CRC的工作带来了很大的困扰，他们无法到医院办公，而医院的正常运转也受到了影响。

1. 确定受影响的受试者及随访周期

面对突如其来的封院，本院的临床试验工作似乎也要暂时搁置。然而，对于那些已经入组的受试者，尤其是那些正在接受治疗的受试者，不能让他们无助地等待。

在某Ⅲ期肿瘤项目中，有9名受试者已经入组，他们正在接受双免输液治疗。由于无法进行快递配送，研究药物无法及时送达。然而，考虑到这些肿瘤晚期的受试者无法承受更长时间的等待，研究团队决定采取行动。

为了解决疫情下受试者及时用药访视的问题，申办者、CRO和SMO三方共同发起了沟通讨论，寻找解决办法。需要了解所有受影响的受试者的编号以及他们所涉及的访视周期。同时，还需要确定是否需要进行PK/ADA等特殊采血，以及是否需要做影像检查。

通过深入了解受试者的详细信息，能够更好地为他们安排治疗。主要研究者努力寻找能够提供相近治疗服务的医疗机构，以便受试者能够及时接受治疗。同时，项目组也在积极与相关机构沟通协调，以确保受试者的权益得到最大程度的保护。

2. 分析本院用药的可能性

由于本院被直接作为新冠病毒感染病例收治医院，住院大楼已全部腾出接收新冠病毒感染患者，收到了封院通知。这意味着受试者无法进入门诊或住院。同时，研究者和研究护士也在居家隔离或在一线抗疫，CRC也被隔离在家。经过分析，本院用药的可能性几乎为零。

3. 寻求外院给药的可能性

为了寻找解决方案，研究团队查询了当地所有二甲及以上医院，发现只有本院是唯一一家符合GCP标准的医院。然而，由于疫情防控政策的影响，受试者无法前往其他城市接受药物治疗。经过与同省市其他研究中心的沟通，研究团队了解到虽然他们愿意接收受试者并提供药物治疗，但受试者仍然无法前往另一个城市用药。

为了解决这一困境，积极寻求机构和PI的医疗资源支持。经过PI和机构的努力沟通协调，找到了一位既往在本院肿瘤科工作过的医生，他愿意接收受试者并协助给药。

经过一系列的沟通和协调，终于找到了一种可行的解决方案，以确保受试者能够及时接受治疗并完成研究。这得益于研究团队相关人员的合作和支持。

4. 外院资源协调及流程培训

在PI和研究者的协调下，成功预约了对外院医生和护士进行培训。研究者亲自通过线上方式，向外院的医护人员进行了方案培训和随访操作要求的讲解。同时，机构也亲自向外院的医生介绍了GCP要求，并进行了相关培训。

虽然值得庆幸的是，外院的医生都持有GCP证书，但护士没有GCP证书。在得知需要后，护士们立即报名参加了GCP培训，并顺利通过了考试。此外，外院还提供了实验室室间质评证书等必要文件。

5. 输液用药运输保驾护航

本院与外院之间距离约为半小时的车程。由于外院没有GCP资质，无法正常进行临床试验配液给药。通过PI和机构老师的协调，将药物在本院的静脉用药配置中心进行调配，然后使用120救护车将其运送到外院，以供受试者使用。

在运输过程中，得到了配送医护人员的帮助。他们在运输前开启了转运箱的温度计，并在到达外院后协助关闭温度计并导出温度记录。这样的措施确保了药品在整个运输过程中能够保持合适的温度，从而保证了受试者接收到的药品的质量和有效性。

6. 中心实验室血样采集外院设备

在受试者访视过程中，遇到了一个关键问题，需要进行PK/ADA采集，这需要使用离心机、温度计和低温冰箱等设备。经过与外院的沟通，了解到他们缺乏这些必要的设备。

为了解决这个问题，研究者立即与申办者联系，并很快申请到了经过校准的离心机和温度计。同时，申办者也在想办法租赁一台−20℃冰箱，并紧急讨论冷链物流运输方案，以确保受试者访视所需的设备能够及时送达外院。

7. 外院访视流程备案

由于在外院进行访视，这并非本中心的操作，因此不符合GCP的流程。为了确保访视的合规性和安全性，需要提前向本研究中心的机构和伦理委员会备案新冠疫情下外院访视的操作指南。

PI需要向机构和伦理委员会递交正式的书面申请，详细说明静脉给药的运送流程以及外院访视的流程。申请中还需包括为应对突发公共卫生事件采取的特殊措施和应急方案。

机构和伦理委员会将对申请进行审核，并对操作指南进行备案。只有获得机构和伦理的书面批准后，才能在外院进行访视操作。

8. 药液运输消杀监控流程

在做好所有准备工作后，预约受试者前往外院进行访视。受试者在完成所需的检验检查后，本中心的研究者会打印出验单和报告，并进行安全性评估。在确认安全用药的范围内，受试者可以正常用药。并在2022年3月23日给予受试者研究药物。

研究药物在本中心配制好，由配液护士进行交接并记录转运情况。在药物和转运箱配送装车前，已进行了全面的消杀。同时，还开启了温度计，对环境进行了采样检测，并拍摄了视频以供研究团队监控。所有相关照片和视频资料都会存档在本研究中心以备后续查看。

9. 输液现场给药监测

药物在运输到外院后，经过消杀处理并安全地送至病房。在关闭温度计并导出温度记录进行检查后，确认没有超过预设的安全温度范围，就可以正常给受试者用药。

在用药的过程中，本中心的研究者会进行全程的远程监测，而外院的医生和护士则会在现场进行观察，以确保受试者的安全和用药的顺利进行。在这个过程中，外院医生会在住院病历中详细记录本次访视所做的安全性检查、研究者远程安全性评估以及给药的全过程。

二、口服研究药物快递包裹流程

由于当地的疫情防控政策，受试者无法亲自来院领取需要口服的研究用药。为解决这一难题，项目组提出采用快递方式运送药物。只要受试者具备接收快递的条件，就能通过专业的快递公司，安全地将药物送达。

若药物对运输温度有特定要求，需要选择使用冷链物流进行运输。这些冷链物流公司都配备了专业的保温设备和经验丰富的员工，能确保药物在运输过程中保持适宜的温度。

若药物对温度没有特殊要求，仍可以选择使用普通的快递公司进行运送。这些快递公司拥有成熟的物流网络和高效的配送体系，能确保药物及时并安全地送达受试者手中。

1. 口服药快递备案申请

PI需提交关于口服研究药物运送流程的书面申请，并向相关机构和伦理委员会进行提交，以获得他们的书面批准。一旦获得批准，研究者或CRC可通过电子邮件向申办者或其代表CRA发送药品寄送给受试者的申请。在获得申办者或CRA的批准后，他们会通过电子邮件通知研究者/CRC启动快递流程。

2. 口服药物快递可能性评估

研究者需通过电话与受试者取得联系，进行评估以确定其是否适合继续使用研究药物，并探讨将药物直接从中心寄送到受试者居住地的可行性。所有这些沟通和评估记录都应被详细地记录在病历中。

在决定快递研究药物之前，研究者需要远程审阅受试者在居住当地医院进行的实验室检查报告，以确保其安全性指标符合要求。符合发药条件的研究者应根据相关方案开具医嘱或处方单，随后由CRC在IVRS系统中进行发药操作。

药品管理员则根据处方单或IVRS确认信来发放研究药物，并填写药物出入库表和发药表，确保研究药物的安全、准确和及时送达。

3. 快递口服药物流预约及消毒

CRC应提前与快递人员约定好交接研究药物的地点，并在现场进行药物交接。若申办者要求使用温控运输，快递员须将温度计放置在转运箱内，并启动温度监控。放入预先准备好的填充材料，以防止运输过程中研究药物受损。同时，进行消毒处理并做好封箱。在此过程中，应特别告知快递员在二次消毒时避免使用高温消毒法，建议使用酒精或含氯化物的消毒方式。

4. 口服药快递过程核对及接收条件告知

CRC需仔细核对快递单，确保所有信息准确无误，并在快递单的寄送方处签名，同时保留快递单的寄送联。随后，CRC应通过电话通知受试者，告知其口服药物已经寄出，并提供快递单号、药瓶数量以及药物大致的送达时间等相关信息。在电话中，CRC还需提醒受试者收到药物后需打开包装检查药物数量是否正确，并注意有无破损的情况。

同时，CRC还需提前告知受试者研究药物正常的温度范围。如果涉及需要受试者出示身份证的快递接收流程，CRC应提前提醒受试者携带身份证以备查验。

5. 口服药运输过程温度确认及超温报告

受试者在收到研究药物后，应立即拍照发送给CRC，以便确认药物是否完好无损，同时检查是否有运输超温的情况。CRC需要与快递物流人员取得联系，获取研究药物在整个运输过程中的温度记录，确认是否发生了超温。

如果运输过程中未发生超温，CRC应告知受试者研究药物可以使用。然而，如果发生了超温，CRC应立即联系CRA进行药物超温报告。根据超温评估报告，研究药物可能被判定为不能继续使用。在这种情况下，CRC需在IVRS系统中进行药物替换，并重新进行药品的快递流程。

6. 口服药快递运输记录存档

CRC应将所有研究药物的快递底单、物流运输记录、药物运输温度记录以及受试者的快递签收记录等重要文件整理存档于专门的药物管理文件夹中。这些文件记录了研究药物从中心到医院的整个运输过程，对于药物的管理和质量控制至关重要。存档这些文件可以确保在需要时能够迅速查阅，并提供准确的信息以支持药物管理的决策。

三、转移到其他研究中心访视

受试者无法亲自到本研究中心随访，但他们可以选择到本研究的其他中心进行访视。首先，需要确认本中心的主要研究者是否同意受试者到其他中心进行访视。如果同意，需要联系其他中心的研究机构和伦理委员会，确保他们愿意接收此受试者。如果所有方面都同意，需要在原中心和接收访视的中心机构以及伦理委员会进行备案，并将受试者的资料通过快递发送到接收访视的中心。此外，如果涉及IVRS随机发药系统，需要在后台操作迁移此受试者的发药。在特殊情况下，可以通过研究者安全性评估后，直接从申办者的仓库快递研究药物给特定的受试者。

在面对突发公共卫生事件时，临床试验从业人员应展现他们的决心和热情，应不遗余力地推动临床试验能够顺利进行，使受试者能够最大限度地获得研究药物的益处。

在突发公共卫生事件下，临床试验从业人员会遇到许多挑战。但是，只要不被这些问题吓倒，沉着冷静地应对，发挥自己的主观能动性，与申办者、主要研究者、研究者、研究护士、机构、CRA和CRC一起共同面对困难，讨论特殊问题，并妥善安排访视，就一定能够克服突发公共卫生事件带来的对临床试验访视的严峻考验。

第四节・案例

一、案例一

1. 案例分享

某肿瘤受试者在医院接受治疗期间，经过医生的详细评估，认为其符合一项临床试验的入组条件。于是，医生向受试者提出了参加试验的邀请，而受试者也同意并签署了《受试者知情同意书》。

在此后的研究药物治疗随访过程中，受试者在化疗时出现了不良反应，经过紧急抢救后仍未能生还。受试者的家属对此表示了极大的悲痛，并前来医院寻求说法。

对此事件，申办者和研究者进行了全面的调查和分析。结果显示，受试者的死亡可能与试验药物存在某种关联。对此，已通过保险途径向受试者家属提供了部分赔偿。

然而，受试者的家属对此赔偿金额表示不满，并请求申办者提供更大的赔偿金额。对此，申办者表示遗憾，并强调已经充分考虑了受试者的死亡给家属带来的痛苦和损失。同时，申办者也表示将与家属进行进一步的沟通，以寻求合理的解决方案。

2. 案例分析

对于受试者在参加临床试验化疗过程中，在输液时出现不良反应，抢救无效死亡。受试者的家属对此表示不满，前来医院要求赔偿，提醒我们在临床试验中应该：

（1）保护受试者权益　研究者应充分告知受试者试验的目的、风险和可能的获益，并获得其知情同意。同时，研究者应确保受试者在试验过程中的权益得到充分保障。

（2）监测临床试验用药　如有受试者进行输液治疗，在输液过程中，应全程有研究护士或者研究团队人员进行观察，发现异常情况马上通知研究者处理。

（3）详细记录不良反应　对于受试者在试验过程中出现的不良反应，研究者应进行详细记录，并及时采取有效的治疗措施。对于严重的不良反应，应立即停止试验并给予受试者紧急治疗。

（4）公正处理死亡事件　在受试者死亡后，申办者和研究者应进行全面的调查和分析，以确定死亡原因是否与试验药物有关。如果是药物导致的不良事件，应根据相关法规给予受试者家属合理的赔偿。

（5）加强与家属的沟通　在处理医疗纠纷的过程中，研究者应与受试者的家属保持密切沟通，并耐心听取他们的诉求。对于家属的疑问和不满，研究者应给予合理的解释和安抚，邀请医务科介入处理，申办者积极给予医疗和其他方面的支持。

（6）遵循法规要求　在处理医疗纠纷时，研究者应遵循相关法规和伦理原则的要求。如涉及赔偿问题，应通过保险途径或其他合法途径进行处理，以保障各方的合法权益。

（7）总结经验教训　医院管理层也应组织对事件进行深入分析，加强医疗纠纷处理的培训和质量管控，提高临床试验的整体水平。

二、案例二

1. 案例分享

某国际多中心项目在20多个国家开展，2021年上半年，项目的主要终点PFS

已经达到，然而，由于次要终点OS尚未达到，因此无法申请上市。为了解决这一问题，从2021年下半年开始，项目增加了OS随访的频率。

然而，在OS随访过程中，出现了一些问题。CRC连续打了5天电话，始终无法联系到一个受试者。另外，有一个受试者家属在两次OS随访中均告知存活，但在2022年1月的OS随访中，才告知医生受试者半年前已经去世。

2. 解决措施

在保障一个受试者都不会出现失访的前提下，对于连续五天无法联系到受试者的状况，申办者和SMO应共同探讨并尝试各种可能的解决方法。

① 可以尝试使用多种不同的联系方式。具体来说，可以将受试者登记的手机号码用医生办公室的座机、门诊/住院部护士站的座机以及一个陌生的手机号码进行拨打，尝试能否有效地联系到受试者。在尝试了各种方式后，如果仍然无法联系到受试者，那么就需要考虑采用其他方法。

② 可以根据受试者身份证上预留的地址信息，精准地找到受试者的所在地。通过利用人脉关系和百度地图等工具，或许可以找到受试者所在的村镇卫生站。通过与卫生站里的医生沟通，可以了解到受试者近期是否到诊所就诊过，以及他们是否知晓受试者的近况。如果医生表示认识受试者本人并证实受试者已经去世，他们甚至还能提供大概的办理丧事的时间点等信息。

3. 预防措施

① 对剩余的受试者，必须重新核对其联系方式，确保每个受试者都有至少三个有效的联系方式。对于那些没有三个联系方式的受试者，应立即进行补充收集，以便在需要时能与他们取得联系。

② 在进行生存随访的过程中，要核实是否是受试者本人接听电话。如果发现有家属接听电话的情况，应该重新联系受试者本人，以确保获取的是受试者本人存活的准确信息。

③ 需要分析每个受试者及其家属的依从性。对于那些依从性较差的受试者，要将其标记为高风险人群，并请研究者和研究护士特别关注这类受试者，以提高受试者依从性。

④ 考虑到某些受试者去世后，家属可能不再愿意提供受试者的生存状况信息，应该事先收集受试者邻居或亲戚的电话号码，以备在特殊情况下作为后备联系途径。

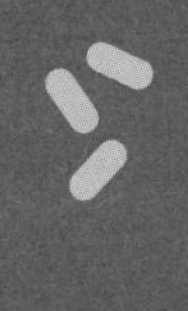

第十七章

研究中心关闭

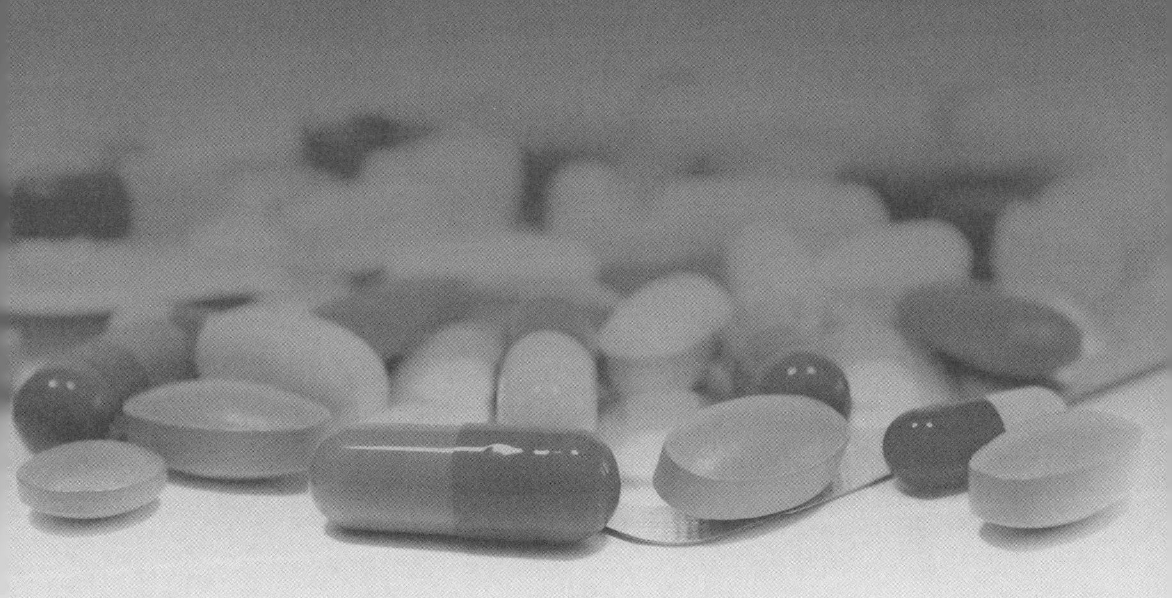

研究中心关闭是临床试验到结题阶段最后的一个环节。然而，研究中心关闭这个过程往往伴随着一系列痛点和挑战。本章将深入探讨研究中心关闭过程中可能遇到的问题，并提出有效的解决方案，以帮助药物临床试验从业人员更好地应对这些挑战。

第一节 · 研究中心关闭的原因

在临床试验过程中，研究中心的关闭是在确保试验数据质量和伦理要求的前提下进行的。研究中心在以下情况下可能会被关闭。

（1）数据无法获得　研究中心出现数据无法获得的情况，比如伦理委员会拒绝了该中心继续参与试验，就会关闭研究中心。

（2）试验无法继续　试验未能达到预期结果、试验失败，申办者资金问题、申办者研发策略变化等原因提前终止临床试验。

（3）无法实现试验目标　研究中心无法实现试验的目标、没有病源入组、各方费用不能达成一致、严重方案违背较多且无法改善等。

（4）研究中心正常关闭　达到了预定的终点事件，试验的目标顺利达成，所有受试者末次访视完成，完成数据锁库，正常关闭研究中心。

研究中心的关闭是为了确保试验数据的可靠性、保护受试者的权益以及维护试验的科学性和可信度而采取的重要措施。无论是由于数据无法获得、试验无法继续、无法实现试验目标还是达到了预定的终点事件，关闭研究中心都是为了最大限度地确保结果的可信度。

第二节 · 研究中心关闭的工作

研究中心的关闭是一个复杂而重要的过程，需要经过详细的准备，以确保临床试验所产生的资料的完整性。在本节中，将探讨研究中心关闭前的准备工作、在关闭访视中需要确认的受试者相关内容，以及关闭过程中的重点注意内容，助力临床试验从业人员顺利关闭研究中心。

一、研究中心关闭前的准备工作

（1）机构质控　提前预约机构质控。有很多研究中心规定，关闭中心前需要完成机构质控，需要提前预约机构质控的时间。如研究中心提出第三方稽查需求，由申办者/CRO和机构沟通确认第三方质稽查的具体要求并选择第三方进行稽查。

（2）数据清理　在达到统计终点事件的试验中，如需要关闭研究中心，需要对所有数据进行清理，确保数据完整、准确和可靠。

（3）费用结算　根据临床试验协议核对研究费用支付状况，提前完成试验相关的费用计算、核算、结算，开完相关发票并存档。

（4）药物回收　未使用的研究药物，或者已使用的回收的药物，清点归还给申办者或者申办者指定合作方。提前核对研究药物库存和相关接收/使用/回收/销毁记录，安排所有研究药物的最终回收或销毁，将回收或销毁记录存档在研究者文件夹。

（5）物资清理　提前核对试验相关的设备清点回收，租赁的设备清点后归还给租赁方。申办者的物资，比如冰箱、离心机、打印机等，跟申办者确认是否需要归还或者是赠送给科室，做好物资交接。

（6）资料整理　整理所有与试验相关的资料，包括研究方案、原始病历、所有签署的知情同意书、受试者鉴认代码表、受试者筛选表、生物样本登记表、研究药物相关记录表格、研究者的资质文件、实验室资质证书、试验过程中所产生的伦理文件等，提前逐一核查相关项目资料的完整性，确保研究文件符合研究中心、申办者、GCP和相关药政管理法规的要求。若发现文件缺失，记录不规范或内容不完整，及时进行整改。

（7）数据提交　需要按照相关法规和伦理要求，将数据提交给机构和伦理委员会，以确保数据的安全性和保密性。如需要进行EDC和影像数据刻盘备份，提前准备光盘或者U盘。

（8）伦理审查　需要在研究中心关闭前完成伦理审查，以确保试验的合规性和伦理性。将研究中心关闭的书面通知递交至伦理委员会并获取伦理委员会的签字确认回执，将回执保存在研究者文件夹。

（9）文件交接　提前与研究中心药物临床试验机构联系，按机构规定和要求完成研究文件的归档，填写并签收文件资料交接单。如关闭研究中心时因个别文件缺失，暂时无法在研究机构归档或后续需补充归档的，应与机构及研究者协调好缺失文件的归档时间及目前研究文件的存放地点。待收到文件后及时提供给机构并将研究文件进行最终的归档。

二、在研究中心关闭访视中，需要确认受试者相关的内容

① 确认受试者的不良事件是否得到缓解。

② 确认受试者的退出原因填写完整。

③ 确认受试者的利益是否得到保障。

④ 确认受试者的补偿费用是否得到支付。

⑤ 确认受试者是否还有遗留的问题。

三、研究中心关闭访视的重点工作内容

（1）数据整理与总结　检查数据备份是否按照要求完成，确保数据的完整性、准确性和可靠性；机构是否要求提供分中心小结等。

（2）资料整理　购买大的快劳夹、十一孔袋、带序号的塑料材质隔页纸、不带序号的彩色隔页纸等，对与试验相关的资料，按照机构归档的目录进行整理、填写相关文件的名称，版本号和版本日期，补充缺失的文件。以确保资料的完整性和可追溯性。

（3）伦理审查　撰写结题报告，对伦理批件进行整理，伦理委员会批件列出批件号，整理核对各种递交文件的递交函和回执的完整性。确保试验合规性和伦理性。

（4）文件交接　检查物资接收记录、文件交接记录和销毁记录，确保文件的完整性和可追溯性。

（5）中心关闭后责任　告知研究中心关闭后中心的义务，例如文件保存，配合药监部门核查等。

在研究中心关闭前的准备工作中，机构质控、数据清理、费用结算等方面的细致安排为后续的顺利关闭中心奠定基石。在研究中心关闭过程中的重点工作内容，则需要对数据、资料、文件等方面进行严格的审查和整理，以确保资料的完整性和可追溯性。

第三节 • 研究中心关闭中的挑战

研究中心在关闭过程中，可能会遇到各种各样的问题与挑战，因此需要提前做好研究中心关闭计划，把可能出现的研究中心关闭挑战提前梳理出来，做好应对和解决措施，加速研究中心关闭的进度。

一、如何顺利完成研究中心关闭

（1）制定详细的关闭计划　在研究中心关闭前制定详细的关闭计划，明确关闭时间、关闭流程和相关责任人。

（2）严格执行关闭计划　在关闭过程中，严格按照关闭计划进行操作，结清试验相关费用，完成机构质控的问题反馈等。

（3）与相关部门沟通　与机构、伦理委员会等相关部门保持沟通，确保关闭流程的合规性和可操作性。

（4）费用结算　提前做好研究者观察费、各项检查费、门诊挂号费、住院费、受试者补贴、机构管理费等相关费用的结算。确保尾款顺利完成结算，并提交经费结算函和费用计算明细给机构审核。

（5）资料齐全　在关闭过程中，确保试验相关资料的安全，防止数据泄露或丢失，按照机构要求的归档目录进行资料归档。根据机构要求完成研究团队成员表的更新且PI已签字签日期。研究者履历完整且按照授权分工表的顺序摆放，有相应执业医师/执业护士/药师证且证书需要在有效期内，有相应药物/器械GCP证书且为新版GCP证书。根据机构关中心归档的要求做好文件夹的侧标签。

（6）总结经验　在关闭过程中，提前学习机构的关闭中心流程，咨询既往已在该中心走过关闭流程的同行，了解该中心在关闭的过程中可能出现的卡点，提前进行经验总结，提前规避可能出现的问题，缩短关闭消耗时长。

二、研究中心关闭的挑战

在研究中心关闭过程中，会遇到各种各样的挑战，常见的挑战有以下内容：

（1）预约机构质控　项目多的研究中心，预约机构结题质控还需要排队，通常需要排队半个月以上，机构在结题质控的过程中，有时还会因临时有事而中断质控，结题质控完还需整改，整个过程比较消耗时间。

（2）研究费用清算　临床试验从启动到中心关闭，通常会经历四五年，在这期间会产生各种各样的费用，费用核对和计算是不少临床研究人员头疼的事情，另外发票的清点，如出现发票缺失，寻找发票和补发票也是一个漫长的过程。

（3）药物核对　核对受试者用药依从性，核对研究药物发放、回收、销毁的过程，很消耗精力，稍有疏忽就要重来一遍。

（4）分中心小结　研究中心关闭，有些机构要求提供分中心小结，写分中心小结对很多CRA来说也是一个挑战，要把项目的情况重新梳理一遍。

（5）资料归档　临床试验持续时间长，到研究中心关闭时，通常会产生超过10个大文件夹的存量资料，原先研究者文件夹按照申办者或者CRO的目录摆放，关闭中心归档时需要重新按照机构的目录，整理所有的文件资料的顺序，是件很消耗脑力和体力的工作。

在研究中心关闭的过程中，可能会遇到许多棘手的问题和挑战。为了有效应对这些挑战，需要提前制定一份详细的关闭计划，包括物资清点、设备检查、资料归档、费用清算等，每个步骤都需要制定具体的计划和时间表，并确定相应的责任人。

第四节・案例

一、案例分享

在某中心的肿瘤项目中，合同原定入组5例，但实际仅完成1例入组。医院需要按照合同规定向申办者进行退款。退款需要通过医院的OA系统进行申请，并按照既定流程进行审批。然而，退款流程的复杂性导致研究中心经历了长达8个月才得以完成退款。这不仅影响了研究中心的关闭，还使得整个项目组原定的研究中心关闭计划推迟。

二、案例分析

（1）合同细则　在签署合同时，应细致入微，明确各项条款，特别是关于入组病例的数量和退款条款。对于实际入组病例数量与合同规定有差异的情况，应在合同中明确相应的处理方式，以避免后期不必要的纠纷。

（2）流程优化　医院的退款流程需要进一步优化，减少审批环节，提高退款效率。各部门应该紧密沟通，减少信息差，加快退款审评速度。

（3）时间规划与管理　在研究中心关闭前，应对可能出现的风险和问题进行充分的预估，制定合理的时间规划和管理方案。如预计到退款周期可能较长，应提前与申办者沟通，制定应急预案，以应对突发情况。

（4）风险意识与应对　在处理退款事宜时，应保持高度的风险意识，对异常情况要敏感并及时采取措施防止损失扩大。应在受试者出组时提前进行退款沟通，避免延误研究中心关闭。

为了确保研究中心能够顺利关闭，需要提前做好详细的关闭计划，提前规划在关闭中心可能出现退费导致延迟中心关闭的风险，提前走退费流程。同时，还应该及时处理机构、伦理委员会、医院财务等提出的问题。这样可以有效地应对研究中心关闭过程中可能出现的各种问题和挑战，顺利完成研究中心关闭工作。

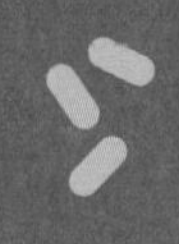

第十八章

迎接上市核查

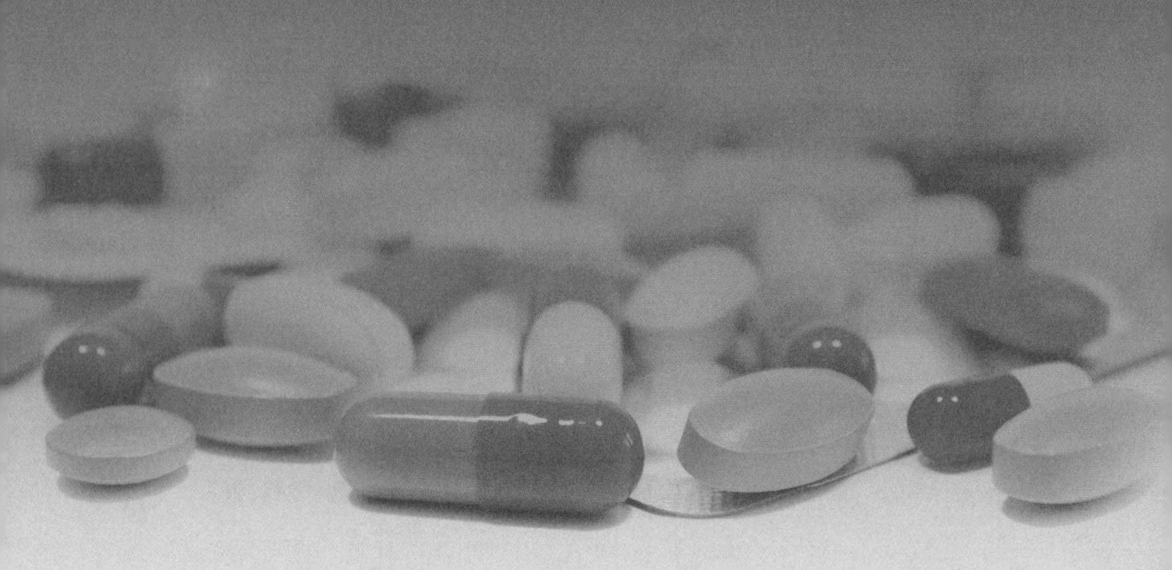

临床试验是新药上市不可或缺的环节，而在临床试验达到研究终点时，提前准备并应对国家药品监管部门核查的工作是申请上市成功的重要步骤。本章将探讨新药上市申请的准备工作和应对措施。

在提前自查和准备国家药品监管部门核查阶段，需要对临床试验的数据和过程的原始文件进行细致的整理，确保数据的准确性和资料的完整性。此外，还需要检查临床试验过程的合规性。

通过细致的自查和准备工作，可以最大限度地减少在国家药品监管部门核查过程中可能出现的问题，提高新药上市申请的成功率。

第一节・核查准备

监管部门对新药上市申请的核查越来越严格，《T/CQAP 3013—2023 临床试验数据管理质量核查要点》“4.2 核查资料”涵盖了多个方面，包括但不限于研究方案、研究者手册、伦理委员会批件、受试者知情同意书、研究药物使用的依从性、原始病历、数据管理过程、研究团队资质等内容。遵循这些核查要点并提前做好文件梳理和补充，对通过上市核查非常有帮助。

一、国家药监部门核查资料的准备

根据《T/CQAP 3013—2023 临床试验数据管理质量核查要点》，核查资料准备工作包括但不限于以下：

① 提前检查临床试验方案及更新版本是否完整。

② 提前检查方案签字页是否完整。

③ 提前检查研究者手册及更新版本是否完整。

④ 提前检查伦理委员会批件和审查意见是否完整、伦理批件号是否有误。

⑤ 提前检查受试者是否正确签署知情同意书及更新版本。

⑥ 检查受试者招募文件是否已通过伦理。

⑦ 检查受试者保险材料和过期更新文件。

⑧ 核对生物样本采集、处理、保存、运输、交接记录、温度记录和温度计

校准证书的完整性。

⑨ 核对检验检查报告的完整性和异常值判断。

⑩ 提前检查核对原始病历记录是否完整、HIS轨迹是否有问题。

⑪ 提前核对研究者资质和培训记录是否完整。

⑫ 提前检查不良事件记录是否完整。

⑬ 提前检查严重不良事件报告的准确性和完整性。

⑭ 提前检查合并用药是否记录完整。

⑮ 提前检查研究药物发放回收记录是否完整。

⑯ 提前核对研究药物使用依从性。

⑰ 提前核对方案违背是否完整上报。

⑱ 检查试验设施和设备是否符合安全和操作要求、校准证书是否在有效期内。

⑲ 提前检查研究者文件夹资料的完整性等。

⑳ 提前检查各种填写的表格的版本更新是否可控。

二、数据管理和质量保证

① 提前梳理数据管理过程是否严谨且有迹可循。

② 提前查看质量保证流程是否规范。

③ 提前查看建立和维护药物研发的质量体系是否完善。

④ 提前自查修改轨迹与原始病历记录是否有逻辑矛盾。

⑤ 提前自查病历是否有跨科室写的情况。

⑥ 提前自查过程中数据录入的正确性。

⑦ 提前自查数据录入的轨迹时间并与原始病历产生的日期核对。

⑧ 提前核对随机操作人员授权及账号。

三、临床研究团队资质

① 提前核对研究团队的授权是否符合要求。

② 提前核对研究团队资质，检查简历、资格证书、GCP证书、财务纰漏表是否齐全并签署，核对资格证书是否在有效期内。

③ 提前核对研究团队培训记录是否完整并签署。

④ 提前给研究团队进行国家药监部门上市核查应对过程培训和演练。

四、完善信息披露

① 提前向监管部门提供完整、准确的临床试验疗效信息披露。

② 提高监管部门对本临床研究的了解，为顺利通过上市核查奠定基础。

③ 提前与国家药监部门保持密切沟通，及时关注政策动态。

④ 在临床试验过程中，如遇到问题，应及时向监管部门报告。

通过提前自查源文件的真实性和完整性，梳理数据管理过程的轨迹和逻辑性，核对研究团队的授权和资质，以及向监管部门提供完整、准确的信息披露，提前做好应对准备，可以为顺利通过上市核查筑牢基础。

第二节 · 国家药监部门核查要点

根据《T/CQAP 3013—2023 临床试验数据管理质量核查要点》“5 核查实施”来开展核查准备工作流程。

“5.1　核查地点

现场核查为主，远程核查为辅。在临床试验研究现场或数据管理的工作现场开展核查，对于数据管理相关的单位、人员、资料等可通过访谈、远程视频展示和溯源。

5.2　核查方式

通过看制度和文件、查管理过程和轨迹、追职责找问题、重内容轻形式、以事实为依据等方式开展数据管理核查。

5.3　核查发现问题

对于核查中发现的问题，被核查方应回答解释并确认，相关文件和证据被核查方应在规定时间内完成或提交。”

《T/CQAP 3031—2023 临床试验数据管理质量核查要点》为国家药监部门核查实施提供了明确的工作流程和指导原则。通过强调现场核查和远程核查的结合应用，以及明确的核查方式和对发现问题的处理流程，这一要点旨在确保临床试验的合规性和数据管理的可靠性。

在实施核查时，遵循这些要点可以帮助国家药监部门发现潜在问题、促进问题解决，并最终提升临床试验的质量和安全性。

第三节 · 现场核查

在进行现场核查之前，研究中心需要进行一系列的准备工作，以确保核查过程的顺利进行。本节将就现场核查的准备工作流程、核查流程、接待准备工作和核查启动会议等方面进行详细介绍，以帮助研究中心更好地迎接药监部门的现场核查并应对核查过程中可能遇到的挑战。

一、现场核查的准备工作流程

1. 准备文件

国家药品监督部门会提前通知研究中心核查时间和要求，并要求提交一系列的文件和资料。根据要求，提前准备并整理相关的文件，确保完整性和准确性。

2. 现场准备

根据核查要求，为核查人员提供合适的工作场所和必要的设施，准备核查所需的数据和文件，并确保能够及时提供。提供能进行HIS溯源和稽查轨迹的电脑，并且核查员的工作场所最好是独立的，与CRC的工作场所分离。

3. 核查流程

核查通常以现场检查为主，核查人员会对试验现场进行实地查看和检验。可能会采访研究人员和相关工作人员，了解试验过程和操作的具体情况。会对文件和数据进行抽样检查，以核实其合规性和准确性。

4. 核查报告

核查结束后，核查人员会生成核查报告，记录核查过程中发现的问题和建议。核查报告将提交给研究中心，并可能影响药物上市的通过。国家药监部门核查人员通常由多个专业背景的人员组成，以确保对试验的全面检查和评估。

5. 核查人员组成

（1）医学专家　负责对研究方案、操作和安全性等方面的评估和核查。

（2）数据专家　负责对数据管理流程、数据准确性和完整性的评估和核查。

（3）伦理专家　负责对试验伦理合规性和受试者权益保护等方面的评估和核查。

（4）药学专家　负责对试验药物管理、药物安全性和有效性等方面的评估和核查。

二、现场核查的流程

（1）核查开始　核查人员到达现场，进行现场确认、核查计划了解等准备工作。

（2）资料审查　核查人员根据核查计划，查阅相关文件、材料，核对试验方案、伦理批件、质量控制记录等。

（3）数据核查　核查人员对数据进行全面核查，包括原始记录、电子数据、统计分析结果等，确保数据的准确性和完整性。

（4）现场核查　核查人员对试验现场进行实地核查，包括受试者文件夹、研究者文件夹、试验相关的仪器设备、稽查轨迹、HIS系统书写的原始记录IP地址和科室等，确保现场符合要求。

（5）受试者访谈　核查人员对受试者进行访谈，了解受试者的参与过程、感受等，评估受试者权益保护情况。

（6）结果汇总与汇报　核查人员将核查结果进行汇总，形成书面报告，向国家药监部门汇报核查情况。

三、现场核查的接待准备工作

1. 提前准备文件和资料

准备完整的研究文件和资料，包括研究方案、伦理批准文件、受试者知情同意书、研究者手册、原始病历等。确保文件的准确性、完整性和一致性，并按照要求进行整理和归档。

2. 安排适当的工作场所

为核查人员提供合适的工作场所和办公空间，以便他们进行工作和文件审核。提供必要的设施和设备，包括计算机、打印机、复印机等，以支持核查人员的工作需求。

3. 指定接待人员和联系人

指定专人一对一负责接待和协助核查人员，提供必要的协助和支持。提供联系人的联系方式，以便核查人员在需要时能够与研究中心进行沟通和协调。

4. 提供必要的信息和解释

在核查过程中，及时提供核查人员需要的信息和解释，确保他们对试验的操作和数据有充分的了解。解答核查人员可能提出的问题，并提供相关的支持文件和证据。

5. 合作和配合

配合核查人员进行现场检查和文件审核，确保他们能够顺利进行工作。提供必要的支持和协助，包括提供所需的文件和数据，并配合核查人员的要求和安排。在接待过程中，研究中心应当保持高度的配合和诚信，确保提供真实、准确、完整的资料和信息。与核查人员的合作和沟通是关键，积极回答问题并提供所需的支持，以确保核查过程的顺利进行。

四、现场核查的启动会议

1. 参会人员

（1）监管部门　国家药品监督管理局检查组、当地省药品监督管理局观察员。

（2）研究者团队　主要研究者、研究者、研究护士、临床协调员。

（3）机构办公室　机构办公室主任、机构秘书、质控员、药品管理员。

（4）伦理委员会　伦理秘书。

（5）申办者　项目总监、项目经理、医学经理、数据管理员、CRA等申办者代表。

2. 现场核查启动会流程

（1）院长致辞欢迎。

（2）国家药品监督管理局检查组核查纪律宣读。

（3）机构办公室主任宣读接受检查承诺书。

（4）参会人员介绍。

（5）主要研究者汇报项目。

（6）现场核查开始。

五、应对现场核查的策略

1. 准备充分

预先熟悉核查要求和流程，了解核查人员可能会关注的重点并进行核查预演。

2. 高度配合和合作

对核查人员的到访表示欢迎，并提供必要的支持和协助。主动回答问题并提供所需的文件和资料，积极配合核查人员进行现场检查和文件审核。

3. 保持透明和诚信

提供准确、真实和完整的信息，避免提供虚假资料或隐瞒重要信息。如有问题或疑虑，应当如实解答，并提供相关解释和说明。

4. 提供必要的解释和背景

对于可能引起核查人员疑问的事项，提供必要的解释和背景，以帮助他们理解试验的合规性和合理性。解释试验设计、操作流程和数据处理等方面的细节，确保核查人员对试验过程有清晰的认识。

5. 注意细节和准确性

在回答问题和提供资料时，注重细节和准确性，确保提供的信息与实际情况一致。在文件审核过程中，仔细核对文件和记录的准确性和完整性，确保不漏掉任何关键信息。

6. 保持冷静和专业

在核查过程中保持冷静和专业的态度，回答问题时语气坚定、有条理，避免过度解释或争辩。如遇到疑问或不明确的问题，可以请求核查人员进一步解释或提供指导。

7. 记录核查过程

在核查过程中，及时记录核查人员的提问和意见，并在回复核查问题时进行适当地引用和回应。

上市前的现场核查作为临床试验监管的重要环节，其严谨性和全面性对于临床试验的合规性和可信度具有决定性的意义。在药监部门现场核查过程中，研究中心需要充分准备，与核查人员高度配合，提供真实、准确、完整的信息和资料，并保持透明、诚信的态度。通过本节对现场核查准备工作流程、接待准备工作和应对策略的介绍，相信读者对于如何有效开展现场核查有了更清晰的认识。希望各研究中心和申办者能够以高度负责的态度，积极配合监管部门的核查工作。

第四节・核查问题回复

当国家药监部门完成核查并提出核查问题时，研究中心应该以及时、准确、全面的方式进行回复。一般5个工作日内进行回复。应保持诚信、透明和合作的态度。回答问题应准确、客观，并避免任何虚假陈述或隐瞒信息。同时，回复应具备逻辑性和条理性，以便核查人员能够清晰理解和接受回复内容。

以下是回复国家药监部门核查问题的一些建议：

（1）确认核查问题　仔细阅读和理解核查问题，确保准确理解问题的要求和关键点。如果有任何不清楚的地方，及时与国家药监部门核查人员进行沟通和确认。

（2）收集相关资料　根据核查问题，收集和整理与问题相关的资料和文件。确保提供的资料准确、完整，并与实际情况保持一致。

（3）保持积极态度　面对核查发现的问题，要保持积极的态度，认真对待并及时改正。

（4）制定整改措施　针对核查发现的问题，申办者和研究者需要制定相应的整改措施，确保问题得到有效解决。

（5）及时整改　在上市核查过程中，如发现问题，应积极配合国家药监部门进行整改。

（6）及时回复　在规定的时间内，对国家药监部门提出的问题进行回复，确保回复的及时性。

（7）沟通与解释　在回复国家药监部门核查问题时，要充分解释原因，提供相关证据，以证明问题的合理性和必要性。

（8）持续改进　根据整改措施，不断改进临床试验过程，提高临床试验的质量和效率。在成功通过国家药监部门的上市核查后，要继续关注行业动态和政策变化。完善药物研发和临床试验的质量体系，提高药物研发的成功率。

回复药监部门核查问题是研究中心在临床试验中必须面对的挑战之一，而正确有效地回复核查问题则关乎试验结果的可信度和试验过程的合规性。只有在全面、准确、及时地应对核查过程中出现的问题，并积极制定整改措施并及时回复，以确保问题得到妥善处理，才能确保临床试验数据的真实性和可靠性，为新药上市申请的成功提供有力保障。

第五节 · 案例

一、案例分享

某肿瘤项目在2023年8月接受了国家药监部门的核查，并提前两周接收到核查通知。整个核查过程持续了5天，最终顺利通过核查。然而，在核查期间，检查员提出了一些问题，包括既往病史和疾病进展的证明性材料完整性问题、随机分层因素的准确性问题、一致性问题、肿瘤评估表修改原因和理由的充足性问题、对AE的修改的合理性问题、药物用法用量和停药标准是否按照方案执行的问题，以及HIS系统稽查轨迹和数据修改轨迹的理由充足性问题。

二、案例分析

（1）重视核查通知　在接收到核查通知后，立即组织团队进行准备，确保在核查期间能够提供完整、准确的资料和信息。

（2）保持数据完整性　对于任何临床试验项目，保持数据完整性至关重要。在核查前，应对所有数据进行严格审核，确保所有记录准确无误。

（3）关注随机分层因素　在试验设计阶段，应充分考虑并确保随机分层因素的准确性。这有助于确保试验结果的公正性和客观性。

（4）充分说明修改原因和理由　在试验过程中，如需对试验方案进行修改，应充分说明修改的原因和理由，以便在核查时能够顺利通过。

（5）合理处理AE事件　在试验过程中，应严格按照试验方案对AE进行处理，并在核查时能够合理解释和处理这些事件。

（6）严格遵守药物使用规定　在试验过程中，应严格按照试验方案规定的使用药物、用法用量及停药标准执行，确保药物使用的规范性和安全性。

（7）做好系统稽查轨迹工作　对于使用HIS系统的项目，应在核查前对系统进行全面稽查，并能够合理解释系统中存在的数据修改轨迹。

通过案例，可以了解到临床试验项目在核查期间非常重视时间逻辑性、真实性、一致性问题。在未来的临床试验实施过程中，应充分关注这些方面，确保试验过程的规范性和数据质量的可靠性，从而为新药上市提供有力保障。

参考文献

[1] 北京市人民代表大会常务委员会. 北京市突发公共卫生事件应急条例. 北京市人大常委会公报, 2020, 5: 58-69.

[2] 陈诚, 鲁晓雨, 盛丽婷, 等. 药物临床试验受试者入组速度的影响因素分析. 中国临床药理学杂志, 2023, 39(17): 2544-2547.

[3] 曹烨, 吴跃翰, 华武, 等. 新版GCP施行后临床试验机构严重不良事件/可疑非预期严重不良反应报告现状分析与建议. 中国新药杂志, 2021, 30(10): 947-952.

[4] 曹丽亚, 郭薇, 谢林利, 等. 临床试验中安全性信息收集存在的问题和探讨. 中国新药与临床杂志, 2020, 39(8): 468-471.

[5] 国家药品监督管理局, 国家卫生健康委. 关于发布药物临床试验质量管理规范的公告. (2020-4-26)[2024-7-14]. https://www.nmpa.gov.cn/xxgk/fgwj/ xzhgfxwj/20200426162401243.html

[6] 国家药品监督管理局. 国家药监局关于发布《药物警戒质量管理规范》的公告. (2021-5-13)[2024-7-14]. https://www.nmpa.gov.cn/xxgk/fgwj/xzhgfxwj/ 20210513151827179.html

[7] 国家药品监督管理局. 团结合作战胜疫情 共同构建人类卫生健康共同体. (2020-5-18)[2024-7-14]. https://www.nmpa.gov.cn/yaowen/gwyyw/20200518210401176.html

[8] 国家药品监督管理局药品审评中心. 关于公开征求ICH《E6（R3）：药物临床试验质量管理规范（GCP）》指导原则及附件1草案的通知 .(2023-5-29)[2024-7-14]. https://www.cde.org.cn/main/ news/viewInfoCommon/2fdefef3f0db1fc1b6b9d3771cd0984a

[9] 范贞. 从民法角度探讨临床试验弱势群体保护. 中国临床药理学杂志, 2022, 38(08): 851-854.

[10] 寇莹莹, 赵敏, 李苗. 临床试验生物样本全流程管理模式构建. 中国食品药品监管, 2019, (12): 58-60.

[11] 郭金龙, 刘海军. 临床试验研究防范医疗纠纷的有关问题. 实用医药杂志, 2003, (1): 75-76.

[12] 李小芬, 吴莹, 李刚. 新版GCP实施后药物临床试验现场核查的关注点及常见问题浅析. 中国新药与临床杂志, 2021, 40(09): 638-642.

[13] 李艳蓉, 裴小静, 胡洋平, 等. 我国药物临床试验期间可疑且非预期严重不良反应快速报告存在的问题及报告要求. 中国临床药理学杂志. 2020, 36(21): 3559-3563.

[14] 李清照, 石玲东, 梁霄, 等. 多中心药物临床试验项目立项至启动耗时分析. 中国现代应用药学, 2023, 40(13): 1869-1873.

[15] 刘泽干, 蔡蒋帆, 马俊龙, 等. 医疗机构临床试验质量控制标准实践研究. 中国药物评价, 2021, 38(1): 79-84.

[16] 刘敏怡. 医院临床试验药物规范化管理的实施. 现代医院, 2021(2019-6): 791-793.

[17] 刘春丽, 杨建华. 新冠疫情下临床试验用药品精细化管理与风险管理的探索. 中国临床药学杂志, 2020, 30(10): 775-778.

[18] 阚婷婷, 宋霞, 朱玲等. 新冠疫情期间药物临床试验受试者的管理. 肾脏病与透析肾移植杂志, 2023, 32(04): 369-372.

[19] 邱博, 杜润璇, 杨浩天, 等. 基于风险的药物临床试验方案偏离管理模式探讨. 中南药学, 2023, 21(09): 2524-2528.

[20] 田晓娟. 药品注册现场核查要点与判定原则. 全国医药技术市场协会. 2012药品研究的原始记录规范论

文集. 2012.

[21] 谢江川, 谢林利, 曹丽亚, 等. 药物临床试验中常见方案偏离及改进措施. 中国药房, 2022, 13: 1554-1558.

[22] 广东省药学会. 药物临床试验 源数据管理・广东共识（2023版）.(2023-7-31)[2024-7-14]. http://www.sinopharmacy.com.cn/uploads/file1/20230731/64c75e71ccc71.pdf

[23] 广东省药学会. 药物临床试验 受试者日记・广东共识（2023年版）. (2023-2-3)[2024-7-14]. http://www.sinopharmacy.com.cn/uploads/file1/20230203/63dcc30a8ee8b.pdf

[24] 杨玥, 蔡名敏, 陈红, 等. 药物临床试验受试者依从性的影响因素及受试者保障体系的建立. 中国临床研究, 2023, 36(10): 1572-1576.

[25] 元唯安, 沈一峰, 曹国英,等. 临床试验纸质源文件受控管理专家共识. 中国新药与临床杂志, 2024, 43(01): 1-3.

[26] 王骏, 王玉珠, 黄钦. 《临床试验数据管理工作技术指南》解读. 中国临床药理学杂志, 2013, 29(11): 874-876.

[27] 韦传姑, 蔡颖, 陈大宾, 等. 临床研究中受试者脱落的影响因素分析. 中国卫生统计, 2021, 38(05): 752-754.

[28] 邹燕琴, 唐蕾. 药物临床试验实施中盲态保持・共识. 中国临床药理学杂志, 2022, 38(20): 2514-2520.

[29] 中国医药质量管理协会.中国医药质量管理协会团体标准《临床试验数据管理质量核查要点》发布. (2024-1-11)[2024-7-14]. https://www.cqap.cn/article/ 1543961.html

[30] 中华人民共和国科学技术部.《人类遗传资源管理条例实施细则》政策解读. (2023-6-1)[2024-7-14], https://www.most.gov.cn/tztg/202306/t20230601_186418.html

[31] 中华人民共和国科学技术部. 中华人民共和国人类遗传资源管理条例 (2019-5-28). https://www.most.gov.cn/xxgk/xinxifenlei/ fdzdgknr/fgzc/flfg/201906/ t20190612_147044.html

[32] 周瑾, 陈磊, 曹青青, 等. 浅析药物临床试验协议审核. 山西医药杂志, 2020, 49(20): 2781-2784.

[33] 翟云, 王涛, 王海学, 等. 突发公共卫生事件对药物临床试验实施的影响及应对策略. 中国临床药理学杂志, 2020, 36(12): 1746-1751.

[34] 曾丽艳, 王倩, 孟现民, 等. Ⅰ期临床试验生物样本的流程化管理.中华全科医学, 2021, 19(8): 1403-1407.

[35] 赵同香, 蒋向明, 王海英, 等. 探讨药物临床试验生物样本流通环节常见问题及风险前置化管理措施. 中国食品药品监管, 2021, (3): 44-51.

[36] 朱露莎, 季晓慧, 孔敏, 等. 试验用药品超温原因分析和处理对策. 中医药管理杂志, 2021, (23): 168-169.

[37] 郑小敏, 刘艺群, 翁小香, 等. 临床试验中知情同意常见问题分析. 海峡药学 2022, 34(5): 152-153.

后记

在这本书的完成过程中，有许多人给予我支持和指导，我由衷地感谢他们。

首先，我要感谢郑航博士。正是他的鼓励让我有了坚持写作的动力，将临床试验的从业经验进行总结并分享，最终编写成册。同时，他对书稿内容提出了宝贵的修改建议，并为此撰写了推荐序。

接下来，我要感谢程国华博士，他对书稿内容结构进行了优化，使得书稿的理论能够更好地结合实际操作，内容更加丰富。

此外，我还要感谢付四海博士，他对书稿的内容提出了宝贵的修改建议，并为此撰写了推荐序。他对临床试验的规范操作寄予了殷切的期望。

特别感谢欧炜燊，他对书稿内容进行了精心的校对，并从CRO从业者的角度提出很多修改建议，使得书稿的细节更加完善。

感谢何冠源、蔡林柏闻、李嘉浩、王宇、张茹馨和张炜晨对本书进行了仔细的校对工作。

除此之外，我要感谢我的家人们，是他们的支持使我得以有更多时间来完成这本书的写作。

感谢本书的编辑团队，他们提出了宝贵的修改意见，并精心地进行了图书编辑，使得这本书最终得以成功出版。

最后，我要衷心感谢所有的读者，感谢你们选择了阅读本书，我真诚地希望本书能够给你们的临床试验职业生涯带来帮助。